LAGE & ROY

Widmung

Dieses Buch widmen wir Mahatma Gandhi sowie allen Wissenschaftlern, Ärzten und Eltern, die unbeirrt die Wahrheit über die Impfungen äußerten und dadurch viele Menschen vor den schädlichen Folgen der Impfungen bewahrt haben.

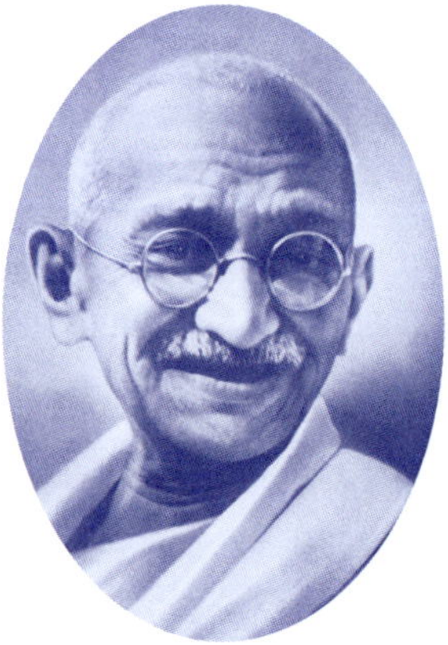

„*Homöopathie* ist die modernste und durchdachteste Methode,
um Kranke ökonomisch und gewaltlos zu behandeln.
Die Regierung muß sie in unserem Land fördern und unterstützen.
Genauso wie mein Prinzip der Gewaltlosigkeit niemals scheitern wird,
enttäuscht auch die Homöopathie nie.
Aber die Anhänger der Homöopathie können infolge falscher Anwendung
der homöopathischen Prinzipien versagen.
Dr. Hahnemann besaß einen genialen Geist und
entwickelte eine Methode, in der es keine Begrenzung gibt,
um das menschliche Leben zu retten.
Ich verneige mich in Ehrfurcht vor seinem Können und vor dem
großartigen humanitären Werk, welches er schuf."

Mahatma Gandhi, 30. August 1936

Übersetzt von Ravi Roy

Ravi Roy
Carola Lage-Roy

HOMÖOPATHISCHER RATGEBER

Die homöopathische Prophylaxe bei Kinderkrankheiten

LAGE & ROY

Die hier vorgestellten Informationen sind nach bestem Wissen und Gewissen geprüft, dennoch übernehmen die Autoren und der Verlag keinerlei Haftung für Schäden irgendeiner Art, die sich direkt oder indirekt aus dem Gebrauch der hier vorgestellten Anwendungen ergeben.

Ravi Roy und Carola Lage-Roy

Homöopathischer Ratgeber 4
Die homöopathische Prophylaxe bei Kinderkrankheiten

Burgstraße 8 · 82418 Riegsee-Hagen
Tel. 08841/4455 · Fax 08841/4298
www.lage-roy.de
15. Auflage Januar 2021
ISBN 978-3-929108-22-4

Druck:
Druckerei Steinmeier, 86738 Deiningen

Inhaltsverzeichnis

Editorial 8
Vorwort 9

Kurze Einführung in die Homöopathie 12
Wer braucht Homöopathie? 12
Die „wundersame" Kraft der Homöopathie 13
Homöopathie aktiviert das Immunsystem 14
Samuel Hahnemann, der Begründer der Homöopathie 15
Die Potenzen 15
Darf und soll man selbst die Prophylaxe vornehmen? 16
Müssen vor der Prophylaxe Giftstoffe der Impfung ausgeleitet werden? 17
Was bedeutet Impfausleitung? 17
Das schulmedizinische Impfprogramm abbrechen? 18
Gibt es eine schulmedizinische Impfung, die von der Homöopathie empfohlen wird? 18
Weitere homöopathische Schutzmöglichkeiten 19
Dosierung u. Wirkungsdauer d. Hahnemannschen Prophylaxe .. 19

Geschichte der Impfungen und Impfaufklärung 21
Argumente gegen eine Impfpflicht 22
Appell britischer Ärzte gegen den Impfzwang in Indien 24
Medizinische Koryphäen gegen die Impfung 25
Bekannte Persönlichkeiten, die die Schädlichkeit der Impfung erkannten 26

Geschichte und Studien zur homöopathischen Prophylaxe
Was sind Nosoden? 28
Hahnemanns Entdeckung der Scharlach-Prophylaxe 28
Hahnemann und die schulmedizinischen Impfungen 29
Einführung der homöopathischen Prophylaxe in Preußen 31
Geschichte der Nosodenforschung 32

Welche Homöopathen haben prophylaktisch gearbeitet? 35
Studien über die homöopathische Prophylaxe 37
Wie sicher ist die homöopathische Prophylaxe? 40
Einsatz homöopathischer Mittel bevor sich Symtome zeigen .. 40
Gibt es Nebenwirkungen der homöopathischen Prophylaxe? .. 42
2013 – Neuigkeiten über den homöopathischen Schutz 44
Kinderkrankheiten heute noch so bedrohlich? 46
6000 Kinder in Afrika erfolgreich vor Malaria geschützt 47
Hahnemannsche Prophylaxe auf Kuba eingeführt 48

Homöopathie schützt sanft vor Kinderkrankheiten 49
Warum Kinder schützen und nicht krank werden lassen? 50
Wirksamkeitsnachweis von Impfungen steht noch aus 51
1. Die miasmatische Behandlung 52
2. Spezifische homöopathische Prophylaxemittel 53
a. Die Krankheitsnosoden als homöopathische Prophylaxe .. 54
b. Der Genius epidemicus als aktuelles Epidemie-Mittel 58
c. Das Hauptmittel als Schutz bei akuter Ansteckungsgefahr 59
3. Der homöopathische Prophylaxe-Paß 60
Homöopathischer Prophylaxe-Plan zum Schutz vor Kinderkrankheiten 61

Chakrablüten Essenzen stärken das Immunsystem 62

Die Prophylaxe vor Kinderkrankheiten
Scharlach 66
Betroffener Personenkreis 66
Prophylaxe vor Scharlach 67
Scarlatinum, Belladonna 68
Symtome des klassischen Scharlach 68
Keuchhusten 69
Folgen der Keuchhustenimpfung 69
Pertussinum, Drosera 72

Diphtherie 73
Titererhöhung nach *Diphtherinum* 73
Forschungen mit *Diphtherinum* im 1. Weltkrieg 74
Impffolgen im 1. Weltkrieg 74
Diphtherinum, Mercurius cyanatus 74
Polio 77
Polionosode 77
Lathyrus sativus 78
Masern und Mumps 79
Impfschäden durch die MMR-Impfung 79
Morbillinum, Pulsatilla, Parotidinum, Pilocarpin 80
Röteln 81
Impfschäden und Folgen 82
Rötelnschutz für Schwangere, *Rubeolinum* 82
Aconit 83
Tetanus 83
Tetanusnosode, Arnica, Ledum, Hypericum 84
Haemophilus influenzae Typ B 85
HiB-Nosode 85

Tabellen
Schutz vor Kinderkrankheiten durch Nosoden, Hauptmittel und Genii epidemici 86
Vergleich – homöopathische Prophylaxe und Impfung 87

Was ist vor Impfungen zu beachten? 92
Impf-Checkliste für Eltern und Ärzte 92
Der Hippokratische Eid 94

Anhang
Quellenverzeichnis 96
Stichwortverzeichnis 97
Liste der Prophylaxe-Homöopathen 98

Editorial

Oktober 1993 – 4., verbesserte Auflage

Das Thema Impfungen wird uns immer bewußter. Der Druck von Seiten der Schulmedizin steigt, und man versucht mit Gewalt, Macht, Angstverbreitung und Verunsicherung die Menschen im Bann zu halten.

Zunehmend breitet sich eine kritische Einstellung den Impfungen gegenüber aus. Viele Menschen sind nicht mehr bereit, sich und ihre Kinder in blindem Vertrauen impfen zu lassen. Sie sind verunsichert und suchen nach Alternativen, jedoch kennen noch zu wenige Menschen die Homöopathie. Das Wissen über die Homöopathie macht Mut, sich von den als schädlich und gefährlich erwiesenen Impfungen, denen man sich jahrelang gewohnheitsmäßig unterworfen hatte, zu befreien. Denn die exakte Wissenschaftlichkeit der Homöopathie kommt unserem Bedürfnis nach Sicherheit und Schutz vor Krankheiten entgegen. Auch die Krankheiten selbst verlieren etwas von ihrer Unkontrollierbarkeit in Anbetracht der Möglichkeiten dieser Heilmethode.

Bücher, die sich kritisch mit den Impfungen auseinandersetzen, wie von Delarue „Impfungen, der unglaubliche Irrtum“, Coulter „Dreifach-Impfung – Ein Schuß ins Dunkle“ und „Impfen – Der Großangriff auf Gehirn und Seele“, werden ignoriert. Den Vorträgen und Veröffentlichungen von Dr. Buchwald (Impfkritiker und Vater eines impfgeschädigten Kindes) wird keine Bedeutung geschenkt. Aus diesem Grunde bringen wir weitere Informationen sowie einen Bericht über die Meningitis-Impfung und über einen Todesfall nach einer MMR-Impfung.

Juni 1994 – 5., verbesserte Auflage

In den letzten drei Jahren hat sich vieles zum Positiven verändert. Die Medien, auch das Fernsehen, beginnen, über die Impfrisiken zu informieren. Die Arbeit von Dr. Buchwald („Impfen – das Geschäft mit der Angst“) und anderen Impfgegnern sind geschätzt und gefragt. Im österreichischen Fernsehen wurde ausführlich über die Gefahren der Zekkenimpfung aufgeklärt. Für viele Eltern ist es inzwischen selbstverständlich geworden, ihre Kinder nicht mehr impfen zu lassen.

Selbst in Italien, wo noch Impfzwang herrscht, können Kinder seit kurzem durch ein ärztliches Attest vom Impfen befreit werden, wenn Kontraindikationen vorliegen. All dies gibt Grund zur Hoffnung für eine bessere Umwelt und humanere Gesundheitsvorsorge für unsere Kinder und die Menschheit.

Carola Lage-Roy und Ravi Roy

Vorwort zur 9. Auflage

Die erste Auflage dieses Buches erschien 1987. In nur sieben Jahren wurde 1994 die 4. Auflage erreicht. In weiteren sieben Jahren machte sich 2001 die 8. Auflage notwendig, und nur ein Jahr später, 2002, wurde die 9. Auflage hergestellt. Das zeigt das Interesse der Leserschaft am Inhalt dieses Buches.

Überwiegend dürfte es sich um das Thema „Impfen“ handeln, aber ebenso groß ist das Interesse am Thema „Homöopathie“. Die von den Impfärzten unablässig geschürte Angst der Mütter vor den Kinderkrankheiten erklärt das Interesse an den homöopathischen Behandlungsmöglichkeiten, verbunden mit der Frage, ob es möglich ist, auf homöopathischem Weg eine Art Vorbeugung zu erzielen. Das wird „Prophylaxe“ genannt. Da das Wort „Prophylaxe“ nichts anderes als „Vorbeugen“ heißt, nannten die Autoren Carola Lage-Roy und Ravi Roy ihr Buch „Die homöopathische Prophylaxe bei Kinderkrankheiten“. Der Titel „Homöopathische Impfung“, wie das Buch früher hieß, wurde geändert. Zu dem Erfolg gratuliere ich den Autoren Ravi Roy und Carola Lage-Roy sehr herzlich. Wenn ein Buch von 1987 bis 2002, also in 15 Jahren, in neun Auflagen erscheint, zeigt dies das Interesse der Leserschaft am Thema. Der im Gang befindliche Vertrauensverlust der Bürger an den „Segnungen der Impfungen“ wird fortschreiten, die Wahrheit wird sich durchsetzen. Am Beispiel der Kinderkrankheiten, besonders am Beispiel der Masern, wird die

Bevölkerung merken, daß die Propaganda nicht die Wahrheit sagt. Vor Impfeinführung wurde diese Krankheit als harmlose Kinderkrankheit angesehen, mit dem Bestreben, daß alle Kinder möglichst vor Schuleintritt die Masern hinter sich gebracht hatten. Nach Impfeinführung wurde aus derselben Kinderkrankheit plötzlich eine schwere, lebensbedrohliche Erkrankung. Im Studium habe ich gelernt, daß auf 100.000 Masernfälle mit einer Hirnbeteiligung zu rechnen ist. Dieses Verhältnis wurde sukzessive nach unten manipuliert, bis zuletzt behauptet wurde, auf je 1.000 Masernerkrankungen müsse mit einem Todesfall gerechnet werden. Bei 800.000 Geburten pro Jahr wären das 800 Maserntodesfälle. Im Jahre 2000 aber hat es in ganz Deutschland mit 80 Millionen Einwohnern ganze zwei tödliche Ausgänge gegeben.*

Diese zweckgebundene Angstmacherei wird sich in das Gegenteil verkehren. Die Bevölkerung wird den Angstmachern nicht mehr glauben. Daher dürfte das Interesse der Bevölkerung am Thema „Impfen“, aber auch am Thema „Homöopathie“ zunehmen. Möge sich dieser Ablauf auf die Aufmerksamkeit an diesem Buch auswirken.
Das wäre mein Wunsch am Beginn der 9. Auflage.

Dr. med. Gerhard Buchwald
Dezember 2002

**Anmerkung der Autoren 2008:* *Bei den genannten zwei Todesfällen drängt sich die Frage auf, ob der Tod möglicherweise durch eine schulmedizinische Behandlung eintrat bzw. ob die Masern durch die Impfungen ausgelöst wurden. Impfbedingte Krankheiten verlaufen in der Regel schlimmer als natürliche Krankheiten. Die Anzahl der Todesfälle durch schulmedizinische Therapie ist nicht zu unterschätzen: Allein in den USA sind es jährlich 1/4 Million Menschen. In Deutschland beläuft sich die Zahl auf 25.000 Todesfälle nach einem Bericht von Prof. Frölich, Med. Hochschule Hannover, in der Süddeutschen Zeitung vom 22.7.2007. Die Dunkelziffer der nicht gemeldeten Fälle dürfte wesentlich höher sein.*

Anläßlich der **12. Auflage** wünschen wir, daß sich der Segen des sanften, sicheren homöopathischen Schutzes noch mehr zum Wohle der Menschheit ausbreiten möge!

Carola Lage-Roy und Ravi Roy

Vorwort zur erweiterten 13. Auflage 2013

Die Neuauflage wurde komplett überarbeitet und aktualisiert. Alle Angaben bezüglich der Prophylaxe basieren auf den Forschungen von Hahnemann und seiner Nachfolger. Wir können ihre bahnbrechenden Erfolge beim Schutz vor Krankheiten vollauf bestätigen.

Bei unseren Recherchen zur Überarbeitung und Aktualisierung dieses Ratgebers stießen wir auf eine spannende Information: Der König von Preußen Friedrich Wilhelm III. veranlaßte 1838, daß alle Preußen mit der homöopathischen Prophylaxe von Hahnemann vor Scharlach geschützt wurden. Dieser freie Geist scheint sich bis heute auszuwirken. Denn die WHO berichtete, daß sich die Deutschen von allen Nationalitäten der Welt am wenigsten impfen lassen! Ein großer Erfolg für das Vaterland der Homöopathie!

Laut einer Studie der Cochrane Collaboration von 2010 ist die Grippeimpfung 100 % wirkungslos. Der Wunsch nach echtem Schutz ist da und das Interesse an der homöopathischen Prophylaxe nach Hahnemann steigt. Impfschäden werden öffentlicher und die Regierung nimmt ihre Verantwortung wahr, die Gesundheit ihrer Bürger zu schützen. Nach dem neuen Infektionsschutzgesetz müssen Impfschäden von Ärzten, Heilpraktikern, Kapitänen, Piloten etc. beim zuständigen Gesundheitsamt gemeldet werden, und zwar bereits schon beim Verdacht auf eine Schädigung. Andernfalls drohen Strafen bis zu 25.000 €. Neu ist auch die Transparenz: Die Verdachtsfälle sind auf der Internetseite des Paul-Ehrlich-Instituts einsehbar.

Um die homöopathische Prophylaxe und die schulmedizinische Impfung noch klarer voneinander zu unterscheiden, ist am Ende eine Gegenüberstellung eingefügt. Desweiteren weisen wir auf den homöopathischen Prophylaxe-Paß zur Dokumentation des Schutzes hin.

Nun wünschen wir auch der 13. Auflage der Prophylaxe nach Hahnemann viele AnwenderInnen.

Carola Lage-Roy und Ravi Roy

Kurze Einführung in die Homöopathie

Dem Heilsuchenden werden die wahren Werte des Lebens und seine Wunder langsam aber sicher immer bewußter. Wir müssen selbst die Verantwortung für unser Leben übernehmen. In der Schwangerschaft und ihren Auswirkungen für Körper, Geist und Seele begreifen die werdende Mutter und der werdende Vater, daß sie keine fremden Autoritäten für ihr Wohlergehen oder ihr Leid verantwortlich machen können. Denn alles, was uns geschieht, ist die Folge unserer eigenen Entscheidungen. Der Priester kann unser Seelenheil nicht erwirken, und der Arzt kann unseren Körper nicht heilen. Der Funktion des Heilers, auch unseres inneren Heilers, obliegt die Wiederherstellung der Rückverbindung, der Religio. Wenn dem Priester die Rückverbindung des Menschen zu Gott gelingt, hat er seine Aufgabe gut getan. Wenn es dem Heiler – unabhängig davon, ob dieser als Arzt, Heilpraktiker, spiritueller Heiler oder anders bezeichnet wird – gelingt, den Körper mit der Seele wieder in Verbindung zu bringen, hat er seine Aufgabe gut getan. Anstatt sich sofort und ohne Bedenken an berufsmäßige Heiler zu wenden, können wir auch unseren inneren Heiler aktivieren und uns selbst heilen. In Bezug auf die Homöopathie bedeutet das, mittels eines Mediums die unterbrochene Verbindung zwischen Körper und Seele zu rekonstruieren und so die körpereigenen Selbstheilungskräfte zu aktivieren. Nach unseren Erfahrungen ist das passende homöopathische Mittel ein hervorragendes Medium, um die unterbrochene Verbindung wiederherzustellen und den Körper in optimaler Weise zur Selbstheilung anzuregen. Auf diese Weise wird auch die Eigenverantwortung des Menschen gefördert.

Wer braucht Homöopathie?

Die Homöopathie ist empfehlenswert, wenn Sie eine ursächliche und dauerhafte Lösung Ihrer gesundheitlichen Probleme anstreben. Es ist wichtig, der Heilung und den Selbstheilungskräften keinen Widerstand entgegenzusetzen. Die homöopathischen Mittel helfen Ihnen, Ihr Leben verantwortungsbewußt zu gestalten, Krankheiten vorzubeugen und gesundheitsorientiert zu denken und zu handeln. Sie üben daher einen sehr positiven Effekt auf Ihre Lebensqualität aus. Es ist so, als wenn das Mittel Sie sanft an die Hand nehmen würde und Ihnen einen Weg aus Ihrer Krankheit zeigen möchte.

Die „wundersame“ Kraft der Homöopathie

Die zunehmende Verbreitung der Homöopathie bewirkt eine Veränderung in unserer Gesellschaft, die Mut macht und aufmuntert. Die meisten Menschen haben mittlerweile eine ungefähre Ahnung davon, was Homöopathie ist. Und doch sind die wahren Möglichkeiten dieser außergewöhnlichen Heilmethode den Vorstellungen unserer heutigen Gesellschaft noch weitgehend entrückt. Nicht zu unrecht nannte Dr. Dorothy Shepherd, die berühmte englische Homöopathin, das Wirken der Homöopathie: „Das Wunder der unsichtbaren Kraft“. (Die deutsche Fassung des gleichnamigen Buches ist in unserem Verlag erhältlich.) Und denjenigen, welche die heilsame Kraft und die manchmal fast unglaubliche Schnelligkeit der Homöopathie am eigenen Leibe erfahren haben, erscheint es tatsächlich, als sei ein Wunder geschehen.

Aber diese Wunder sind durch den Segen der Homöopathie für alle möglich geworden. Und das passiert ganz unsensationell, wenn wir die naturgegebenen Heilprinzipien verstehen, anwenden und zulassen. Die wahre Heilkraft unserer Körper, die die Homöopathie zu aktivieren sucht, übersteigt im wahrsten Sinne des Wortes unsere Vorstellungskraft. Auch die Schulmedizin ist sich dieser Tatsache bewußt, aber im Gegensatz zur Homöopathie versucht sie, unabhängig von den menschlichen Selbstheilungsmechanismen zu agieren, anstatt mit ihnen.

Vor allem bei den scheinbar als unheilbar geltenden Krankheiten ist die Hahnemannsche Homöopathie für die Menschen, die alle Hoffnung aufgegeben haben, eine unglaubliche, oft lebensverlängernde

Hilfe. So entsteht der Eindruck, sie könne Wunder bewirken, obwohl sie nach strengen wissenschaftlichen Kriterien eingesetzt wird.

Homöopathie aktiviert das Immunsystem

Tatsache ist, daß das menschliche Immunsystem ein unglaublich komplexes System ist, das wir gerade erst begonnen haben zu verstehen. Es läßt sich mit dem Gehirn vergleichen, wobei das Immunsystem eine eigene hochentwickelte, ihm innewohnende Intelligenz besitzt. Studien, die zeigen, wie erstaunlich lern- und anpassungsfähig das menschliche Immunsystem ist, lassen uns sein wahres Potenzial lediglich erahnen.

Das Beste, was wir für unsere Heilung tun können, ist unsere eigenen Selbstheilungskräfte zu unterstützen. Genau das ist Ziel und Aufgabe der Wissenschaft der Homöopathie, und zwar so spezifisch und schnell wie möglich und so tiefgreifend wie nötig.

Die Frage, was man mit der Homöopathie machen kann und was nicht, stellt sich somit gar nicht erst, denn unser Immunsystem ist im gesunden Zustand dafür ausgerüstet, mit jeder Situation fertig zu werden oder sich gegebenenfalls anzupassen.

Um die Homöopathie in jeder Lage sicher einsetzen zu können, bedarf es selbstverständlich eines langen und gründlichen Studiums. Aber es gibt zahllose Möglichkeiten für jeden Menschen, die Homöopathie auch ohne viel Erfahrung für sich zu nutzen. Genau dafür wurden diese Ratgeber geschrieben. Sie wenden sich nicht nur an Homöopathen, sondern auch an Laien. Ziel ist es, Ihnen das Wissen zu geben, das Sie brauchen, um Ihre Selbstheilungskräfte, die Ihrer Familie oder Ihrer Patienten gegen die klassischen Kinderkrankheiten oder in ganz bestimmten Lebenssituationen gezielt zu aktivieren, und zwar ganzheitlich, ohne Nebenwirkungen und schnell.

Samuel Hahnemann, der Begründer der Homöopathie

Die Wiege der Homöopathie liegt in Deutschland. Sie wurde von dem aus Meißen stammenden Arzt Christian Friedrich Samuel Hahnemann (* 10.4.1755 – † 2.7.1843 in Paris) entdeckt und ausgearbeitet. Er fand aber in seiner Arztpraxis keine Befriedigung in der Ausübung des Erlernten, woraufhin er die Konsequenz zog, seine Praxis aufgab und sich seinen Lebensunterhalt vorerst als Übersetzer von medizinischen Werken verdiente. Im Jahre 1790 kam er auf die geniale Idee, eine gegen Malaria bewährte Heildroge – die Chinarinde – an sich selbst auszuprobieren. Durch die Einnahme der Chinarinde bekam er ähnliche Symptome wie ein Malariakranker. Er wiederholte diesen Test einige Male und bekam immer wieder dieselben Resultate. Damit war der Zufall ausgeschlossen und ein Heilgesetz entdeckt, der Grundstein für die Wissenschaft der Homöopathie gelegt. Hahnemann nannte es das „Similiaprinzip", auf deutsch das „Ähnlichkeitsprinzip".

Die Potenzen

Es gibt drei verschiedene Potenzierungsverfahren, die Centesimal (C)-, die LM- und die Dezimal (D)- Potenzen.

Die *Centesimal-Potenzen* wurden von Hahnemann standardisiert und bestehen aus einer Verdünnung von 1:99 und einer Potenzierung von zehn Schüttelschlägen pro Stufe. Sie haben die größte Skala an Potenzen von C 1 bis über eine Million. Trotz der Überlegenheit der LM-Potenzen, besonders bei der Behandlung von chronischen Krankheiten, bleiben die Centesimal-Potenzen ein wichtiger Teil der homöopathischen Behandlung, etwa für die kurzfristige Akutbehandlung mit der C 200, und wenn wir höhere Potenzen brauchen. Die Potenz C 200 ist eine mittlere Potenz, ab der C 1000 sprechen wir von Hochpotenzen.

Die *Dezimal-Potenzen* wurden später entwickelt und sind keine Erfindung Hahnemanns. Sie bestehen aus einer Verdünnung von 1:9 und einer Potenzierung von zehn Schüttelschlägen pro Stufe. Die Dezimal-Potenzen haben ihre Wichtigkeit, wenn wir Mittel in ganz niedrigen Potenzen verabreichen wollen (D 12 und darunter). Obwohl sie teilweise bis zu der tausendsten Potenz hergestellt werden, gibt es keinen Grund, diese einzusetzen, da die C- und LM-Potenzen auf dieser Ebene erheblich sanfter und effektiver sind, während die D-Potenzen oftmals sehr heftig wirken.

Die Dezimal-Potenzen finden ihre Anwendung in niedrigen Potenzen in ganz speziellen Fällen, wenn wir auf der körperlichen Ebene arbeiten wollen. Dies ist jedoch im Einzelfall speziell in unseren Ratgebern vermerkt.

Die *LM-Potenzen* wurden auch von Hahnemann standardisiert und bestehen pro Stufe aus einer Verdünnung von 1:100 und einer Potenzierung von 100 Schüttelschlägen, und dann noch einmal einer Verdünnung von 1:500. Pro Stufe gibt es also zwei Arbeitsschritte bei den LM-Potenzen und die Gesamtverdünnung ist jedesmal 1: 50.000. Der zweite Schritt kann nur per Hand durchgeführt werden. Es gibt sie ab der LM 1 und bei wichtigen Mitteln bis zur LM 360, teilweise auch höher.

Sie können in der Regel eine C-Potenz mit der entsprechenden LM-Potenz ersetzen. Einer C 200 entsprechen die LM 18 bis LM 30. Der Vorteil der LM-Potenzen ist, daß sie noch viel sanfter als die C-Potenzen wirken.

Darf und soll man selbst die Prophylaxe vornehmen?

Ja und Nein! Alle Leser, die bereits Erfahrungen mit der Homöopathie gemacht oder sich näher mit ihr vertraut gemacht haben, können selbstverständlich die Prophylaxe selber vornehmen. *Wichtig ist, daß Sie sich genau an die Anweisungen in diesem Buch halten.*

Der unerfahrene Laie sollte es, besonders wenn er sich unsicher fühlt, nicht machen. Hierbei ist die Unsicherheit das ausschlaggebende Kriterium. Der richtige Ansprechpartner dafür ist ein in der Prophylaxe ausgebildeter Homöopath. Informieren Sie sich auf unserer Webseite unter ***www.lage-roy.de*** (Praxis). Im Anhang dieses Ratgebers finden Sie eine Liste der Prophylaxe-Homöopathen, die Sie auch gerne telefonisch beraten.

Müssen vor der Prophylaxe Giftstoffe der schulmedizinischen Impfung ausgeleitet werden?

Alle, die bisher schulmedizinisch geimpft wurden, sollten vor einer homöopathischen Prophylaxe erst einmal die Giftstoffe aus der Impfung ausleiten. Impfungen, v.a. die heute üblichen Mehrfachimpfungen, stellen einen großen Streß für Körper und Seele dar. Dadurch können gesundheitliche Schwachpunkte eingeprägt werden und neue Krankheiten entstehen.

Mit den **Chakrablüten Essenzen** haben wir eine sanfte Methode an die Hand bekommen, um die Belastung durch injizierte Giftstoffe, also Impfstoffe, festzustellen.

Tragen Sie dazu ganz einfach die **Moorfee Salbe** auf die bekannten oder vermuteten Impfeinstichstellen auf. Machen sich Reaktionen wie Fieber, Hautausschläge, Schweregefühl, Schmerzen bemerkbar, so bewirkt das wiederholte Auftragen der Moorfee Salbe über einen längeren Zeitraum die Ausleitung der Giftstoffe. Damit werden die Selbstheilungskräfte angeregt und die Blockade aufgelöst. Diese gilt es zu lösen, wodurch eine unvorstellbare Befreiung auf vielerlei Ebenen erreicht wird. Die Prophylaxe wirkt besser, wenn die Impfgifte ausgeleitet wurden. (Näheres siehe auch in „Die Welt der Chakrablüten Essenzen“ und auf Seite 65.)

Was bedeutet Impfausleitung?

Immer wieder wird die Frage an uns gerichtet, ob mit der Ausleitung bzw. der Entgiftung auch die „Schutzwirkung“ der schulmedizinischen Impfung ausgeleitet wird. Ob die schulmedizinische Impfung überhaupt eine Schutzwirkung hat, wird von den Impfgegnern verneint. Es gibt über die Wirkungslosigkeit der Impfungen aufschlußreiche Studien, z. B. zur Pockenimpfung. Lesen Sie dazu unsere „SURYA – Lebensfreude und Selbstheilung – Zeitschrift für Homöopathie und Chakrablüten Essenzen“ Nr. 2, 14 und 24 und unseren „Homöopathischen Ratgeber 15 – Impfbedingte Erkrankungen erkennen und behandeln“. Schädlich sind nämlich sowohl die giftigen Zusatzstoffe als auch der vermeintliche Wirkstoff der Impfung. Denn hierbei handelt es sich um Krankheitserreger, die in zu hoher Konzentration verabreicht werden und damit toxisch und krankmachend wirken. Den Impfstoffen werden außerdem Zusatzstoffe, beispielsweise Antibiotika, beigemengt, um eventuell auftretende Entzündungen zu unterbinden.

Die Krankheitsnosoden bei der homöopathischen Prophylaxe enthalten dagegen keinerlei toxische Stoffe und Krankheitserreger, sondern nur die heilsame Energie.

Kann das schulmedizinische Impfprogramm abgebrochen werden?

Sobald Ihnen bewußt wird, daß diese Impfungen nicht schützen, sondern schaden, sollten Sie sofort die Konsequenzen ziehen und das Impfprogramm abbrechen. Denn jede weitere schulmedizinische Impfung schadet, belastet und blockiert erneut. So kann eine einzige weitere Impfung das Faß zum Überlaufen bringen und einen sicht- und spürbaren Schaden bei Ihrem Kind auslösen. Ab diesem Moment der Erkenntnis haben Sie bei der schulmedizinischen Impfung ohnehin ein unbehagliches Gefühl. Vertrauen Sie auf dieses Gefühl, denn Ihr Bewußtsein ist nun für die Gefahren der schulmedizinischen Impfung geschärft.

Gibt es eine schulmedizinische Impfung, die von der Homöopathie empfohlen wird?

Nein! Denn bei jeder Impfung ist der Schaden größer als der umstrittene Nutzen. Zur schulmedizinischen Tetanusimpfung, zu der wir oft gefragt werden, muß man folgendes wissen: Diese Krankheit kommt bei Kleinkindern bis zum Schuleintritt so gut wie nie vor. Die Tetanusbakterien kommen in Pferdemist, Erde, Schmutz und Rost vor und können sich nur unter Luftabschluß vermehren, d.h. offene Wunden sind nicht gefährdet.

Weitere homöopathische Schutzmöglichkeiten

Die Dosierung für den Schutz ist bei jeder Krankheit genau angegeben, so daß sie besonders für Laien verständlich und gut durchführbar ist. Wir haben in diesem Ratgeber die vereinfachte Prophylaxemethode dargestellt. Eine weitere Krankheit, gegen die Kinder heutzutage geimpft werden, obwohl es keine Kinderkrankheit ist, ist Hepatitis B. Deren homöopathische Prophylaxe ist im „Homöopathischen Ratgeber HR 1 – Reisen" beschrieben. Den Schutz vor Grippe finden Sie im „Ratgeber HR 5 – Grippe, Erkältungskrankeiten". Wenn Sie sich über weitere Möglichkeiten informieren möchten, empfehlen wir Ihnen unser Buch „Biowaffen und Homöopathie", in dem wir ausführlich darüber geschrieben haben. Diese anderen Möglichkeiten eignen sich besonders für die schweren Infektionskrankheiten, welche zur biologischen Kriegsführung benutzt werden könnten. Aber sie sind auch wichtig für Menschen mit schweren Leiden oder jene, die sich aus bestimmten Gründen einen viel längeren Schutz wünschen, wenn Sie z.B. sehr häufig oder sogar ständig einer Ansteckungsgefahr ausgesetzt sind oder länger im Ausland bleiben wollen.

Dosierung und Wirkungsdauer der Hahnemannschen Prophylaxe

Im Normalfall ist die C 200 eine optimale Potenz für die Prophylaxe. In der Regel verleiht die Doppelgabe eines Prophylaxemittels einen Schutz für ca. sechs Monate.

Dieser Schutz verlängert sich durch folgende Faktoren:

- Je länger ein Kind eine miasmatische Behandlung nach Hahnemann (tiefgehender als die Konstitutionsbehandlung) gehabt hat, um so länger hält der Schutz an.
- Wurde die Mutter in der Schwangerschaft konstitutionell und auf die aktivierten Miasmen hin behandelt, ist der Schutz entsprechend stärker.

- Wurden schon die Eltern homöopathisch behandelt, gibt es einen noch größeren Schutz beim Kind.

Der Schutz verringert sich durch:
- die Anzahl der Impfungen des Kindes
- die Impfungen der Eltern und Großeltern
- chronische Erkrankung des Kindes
- die Menge eingenommener Medikamente (Antibiotika u.a.)

Auf dieser Basis rechnet der ausgebildete Prophylaxe-Homöopath den Zeitpunkt der Wiederholung der Prophylaxe aus.

Je mehr die ersten drei Punkte zutreffen, um so seltener brauchen die nächsten Prophylaxegaben gegeben zu werden. Im Ausnahmefall kann eine einmalige Schutzgabe ausreichen. In der Regel hält die Schutzwirkung ein halbes Jahr bis zu fünf Jahren an.

Sollten jedoch die letzten vier Punkte mehr Gewicht haben, so reduziert sich der normale Wiederholungszeitraum von sechs auf drei Monate.

Nach zweimaligem Einsatz der Nosode in der C 200 geht man in der Regel zu der nächsthöheren Potenz über, und zwar zur C 1000. Ausnahmen gelten für diejenigen, die viel häufiger die Prophylaxe benötigen. In diesem Fall kann die C 200 bis zu vier- oder sogar fünfmal gegeben werden.

Die C 1000 hat einen viel längeren Schutz als die C 200: mindestens ein Jahr. Manche Homöopathen schützen gleich mit der C 1000. Der Schutz durch die C 1000 verlängert sich auch entsprechend der ersten drei Punkte, aber vor allem, wenn vorher mit der C 200 geschützt worden ist.

Geschichte der Impfungen und Impfaufklärung

„Ich weiß nicht, ob ich nicht doch einen furchtbaren Fehler gemacht habe und etwas Ungeheueres geschaffen habe."

Edward Jenner (1749 – 1823), Barbier und Erfinder der Impfungen

Wenn wir uns mit dem Thema Impfungen auseinandersetzen wollen, müssen wir uns mit der Entwicklung des sogenannten medizinischen Fortschritts befassen. In der ganzen Medizingeschichte wurden immer wieder aus neuen Theorien neue Therapien entwickelt, ohne sie zuvor gewissenhaft in der Praxis zu überprüfen. Jede Theorie hatte eine kürzere oder längere Lebensdauer, bis sie vom neuen Wissen überholt wurde. Der blinde Glaube an die medizinische Wissenschaft führte oft zu obskuren Behandlungsweisen. Manche dieser Therapien haben jahrzehnte-, ja sogar jahrhundertelang, die Menschen gequält oder quälen sie noch, das sind die modernen Roßkuren: Aderlaß, Blutwäsche, Chemotherapie, Brechkuren, Elektroschocktherapie, Strahlentherapie, Schutzimpfungen. Man glaubte, man hätte mit den Schutzimpfungen eine Wunderwaffe gegen alle Infektionskrankheiten gefunden und erhob sie zum Mythos. Keine Studie konnte jedoch beweisen, daß sie tatsächlich schützen. Ganz im Gegenteil: Studien belegen, daß Impfungen nicht schützen (siehe Dr. Buchwald).

Impfgeschädigte Menschen wurden ausgeblendet, weil nicht sein konnte, was nicht sein durfte. Mit der Einführung der Impfung von *Jenner*, Ende des 18. Jahrhunderts, wurde der Menschheit unsäglich viel Leid, Kummer und Siechtum zugefügt. Jenner führte die Pockenimpfung an seinem zehn Monate alten Sohn durch, der danach bis zu seinem frühen Tod mit 21 Jahren geistig behindert war. Jenner impfte seine Frau im achten Schwangerschaftsmonat. Es kam zu einem Abort und das tote Kind war mit pockenähnlichen Blasen übersät. Jenner erlebte immer wieder die schlimmsten Folgen von Pockenschutzimpfungen, die bis zum Tod führten. Kurz nach der Impfung starb ein fünfjähriger Junge. Aber der Glaube an seine Entdeckung machte ihn blind für die tragischen Konsequenzen. Seine Impftheorie wurde durch so viele Fehlschläge erschüttert, daß er selbst später davon Abstand nahm. Die Medizin feierte inzwischen längst die Impfungen als den größten Triumph über die damals unter der Bevölkerung wütenden Infektionskrankheiten. Jenners Bedenken wurden falsch ausgelegt, man erkannte nicht die Reife des Alters und seine bitteren Erfahrungen mit seiner Familie in ihnen, sondern schob sie auf das Konto eines senilen Greises.

Obwohl die neue Theorie auf dem Prüfstein von Wissenschaft, Fakten und Erfahrung keinen Bestand hatte, findet sie bis heute immer wieder hartnäckige Verfechter, die über die zahllosen Impfopfer hinwegsahen. Impfgeschädigte werden immer noch ignoriert. Die Medizin weiß heute selber, daß ihre Wissenschaft in eine Sackgasse geraten ist. Zahlen, Statistiken und Technik verdrängen das Leben. Da die empfindsame Natur des Menschen nicht mit einer Technik erfaßt werden kann, wird sie einfach außer Acht gelassen.

Von Anfang an beobachteten besonders die homöopathischen Ärzte die schädlichen Auswirkungen der Impfungen. Denn die Homöopathen betrachten von Natur aus den Menschen als eine Einheit von Seele, Geist und Körper und nehmen ihn in seiner Individualität wahr. Schon Ende des 19. Jahrhunderts kämpfte die „Anti-Vaccination Society“ von Großbritannien als erste Organisation aktiv gegen Impfungen und stellte detaillierte Statistiken auf. Auch diese zeigten deutlich wie schädlich, bis hin zu Todesfällen, Impfungen verlaufen können.

Argumente gegen eine Impfpflicht

Da wenig bekannt ist, wie einzelne Gruppen immer wieder versucht haben, sich gegen Impfungen und die Impfpflicht im besonderen zu wehren, gehen wir hier kurz auf dieses Thema ein. Auch in Deutschland gab es bis 1983 die Impfpflicht auf der Grundlage des Reichsimpfgesetzes von 1874. Heutzutage ist nur noch die Hepatitis-B-Impfung und der BCG-Hauttest in öffentlichen Institutionen oder ersatzweise die Röntgenuntersuchung Pflicht. Außerdem wird der Test routinemäßig zweimal im Verlauf der Untersuchungen bei Kindern gemacht.

Impfpflicht – „eine barbarische Tyrannei“: Impfpflicht bedeutet eine Verletzung der religiösen und ethischen Prinzipien vieler Menschen überall auf der Welt, die davon überzeugt sind, daß Impfen nicht der richtige Weg ist, um die Gesundheit zu erhalten. Zusätzlich zu der Tatsache, daß Impfen mit Tierquälerei verbunden ist, ist es moralisch und medizinisch nicht zu vertreten. Freiheit in der Medizin kann nicht von religiöser und politischer Freiheit getrennt sein. Sogar der damalige Schriftführer der Zeitschrift „Medical Officer“, ein glühender Verfechter der Impfung, schrieb in jener Zeit (ca. 1889): „Jeder Mensch hat das unabwendbare Recht, selbst zu entscheiden, ob er geimpft werden will oder andere impfen möchte.“

Andere medizinische Befürworter der Impfung haben ganz deutlich geäußert, daß ihre Berufsgruppe nicht das Recht hat zu entscheiden, welche Maßnahmen zur Pflicht gemacht werden können. *Dr. Hawthorne* sagte: „Keinem Mitglied des Ärztestandes sollen auf Grund seines Status größere Privilegien um die Gesunderhaltung bei rechtlichen Angelegenheiten zugesprochen werden als einem normalen Bürger.“

Dr. William Brady äußerte sich 1923 in Ohio: „Alles, was der Impfpflicht ähnelt, erinnert mich an das Mittelalter. Ich darf meinen christlichen Brüdern nur mit ihrer Zusage Ratschläge geben. Jeder Bürger sollte das Recht haben, seine Religion, seine Heiler und die Schutzmöglichkeiten nach seinem Empfinden frei zu wählen, vorausgesetzt, daß seine Wahl die Rechte anderer nicht gefährdet oder beeinträchtigt. Wenn Impfungen so wirksam sein sollen, wie wir es glauben, dann sind die Gläubiger gut genug geschützt, und deshalb kann keiner der nicht Geimpften sie gefährden. Sollte Impfen etwas Gutes sein, bräuchte es nicht durch Gesetz vollstreckt zu werden. Es würde sich selbst durch seinen Wert empfehlen.

Guter Wein empfiehlt sich selbst,
und gute Medizin braucht keine Polizei.

Außerdem, wenn es wirklich diejenigen schützt, die sich impfen lassen, warum sollten sie vor den nicht Geimpften Angst haben?

Wenn das Impfen aber keinen Schutz bietet, außer dem Glauben der Geimpften, und in sich gefährlich ist (wie die Impfgegner behaupten), dann ist der Zwang eine Schande und dessen Durchführung ein Rechtsbruch, der dadurch noch unverschämter wird, daß er zum größten Teil aus der Tasche der Impfgegner (mit Steuergeldern) bezahlt wird."

Bis zum Ende des 19. Jahrhunderts gab es nur die Pockenimpfung. Eine sehr gute Zusammenfassung ihrer Impfschäden wurde von dem Homöopathen *Dr. Diwan Jai Chand* aus Neu-Delhi in seinem Buch „Small Pox and Vaccination" (Pocken und Impfung) erarbeitet. Das Buch bringt unzählige Fallbeispiele von gravierenden Impfschäden. Manche Gegenden, die unter der Herrschaft der Engländer standen, insbesondere die Philippinen, wurden durch Impfungen buchstäblich entvölkert. Trotzdem wurden dort die Impfungen im Gegensatz zu Deutschland niemals verboten.

Appell britischer Ärzte gegen den Impfzwang in Indien

Der folgende Absatz enthält Auszüge aus einem Brief aus den 50er Jahren folgender englischer Ärzte an den Präsidenten und das Parlament Indiens: Bertrand P. Allinson, M. Beddow Bayly, Reginald Bowden, Martha Cleland, H. Tudor Edmunds, Andres Gold, J.H. Horseley, Donald Morris, H.W. Jordan, R. Fielding Ould, Cyril V. Pink, Dorothy Shepherd, J.A. Sykes, Ethel Unwin Vawdrey, H. Fergie Woods, G.T. Wilkinson, Edward Moore.*

* *Dorothy Shepherd „Das Wunder der unsichtbaren Kraft", Lage & Roy Verlag*

„Wir konnten uns hier in England endlich von dem Gesetz des Impfzwangs befreien, nachdem wir über ein Jahrhundert lang unter den üblen Auswirkungen der Impfung bitter gelitten haben. Endlich konnten wir uns mit großer Anstrengung gegen Vorurteile, Selbstsucht und die Gier wirtschaftlicher Interessen wehren. Nun möchten wir, daß unsere Mitmenschen in Indien auch vom Impfzwang befreit werden. Hierbei folgen wir dem religiösen Leitsatz "Liebe Deinen Nächsten wie Dich selbst". Bei dieser Angelegenheit fühlen wir, daß wir eine besondere moralische Verantwortung gegenüber Indien haben, da es die britische Regierung war, die die Impfungen in Indien einführte. Wir sind davon überzeugt, daß die Einführung ein Fehler war, und dies zeigt sich auch zur Genüge in den Resultaten. Wir möchten die Beseitigung des Impfzwanges in England als Gelegenheit wahrnehmen, um Sie dazu aufzufordern, den Impfzwang in Indien aufzuheben, ohne erst 100 Jahre zu vergeuden, wie es England tat. Sie werden in dieser Weise Ihr Land nicht nur auf denselben Stand mit England bringen, sondern auch mit manchen anderen europäischen Ländern, einigen Staaten Nordamerikas, Australien und Neuseeland."

Medizinische Koryphäen gegen die Impfung

Kein geringerer als *Dr. Charles Creighton*, Autor der „Geschichte der Epidemien in Britannien", des damals bedeutendsten medizinischen Werks, das im 19. Jahrhundert von einem Engländer herausgegeben wurde, bezeichnete in einer umfangreichen wissenschaftlichen Arbeit über Impfungen für die „Encyclopaedia Britannica" diese als einen grotesken Aberglauben.

Dr. Edgar M. Crookshank, Professor der Pathologie am Kings College und ehemaliger Impfanhänger, untersuchte zwei Jahre lang die These von Creighton. Die Forschungsergebnisse veröffentlichte er in zwei umfangreichen Bänden – „Die Geschichte und Pathologie der Impfung" – und kam zu dem Fazit, daß erst dann Fortschritte auf dem Gebiet der Pathologie und Hygiene gemacht werden können, wenn die Impfungen gänzlich aufgegeben werden!

Bekannte Persönlichkeiten, die die Schädlichkeit der Impfung erkannten

Mahatma Gandhi, George Bernard Shaw, Leo Tolstoi, Herbert Spencer und Florence Nightingale* gehören zu den zahlreichen berühmten Gegnern der Impfung. Viele Ärzte, die in der Öffentlichkeit ihre Stimme gegen die Impfung erhoben, wurden jedoch diffamiert, ihrer Ämter enthoben oder verleumdet. Dies ist leider bis heute so geblieben.

Florence Nightingale

* 12. Mai 1820 in Florenz, Toskana
† 13. August 1910 in London
Begründerin der Krankenpflege und Reformerin des Sanitätswesens und der Gesundheitsfürsorge. Erhielt von Queen Victoria das Königliche Rote Kreuz und von King Edward VII. als erste Frau The Order of Merit (Verdienstorden).

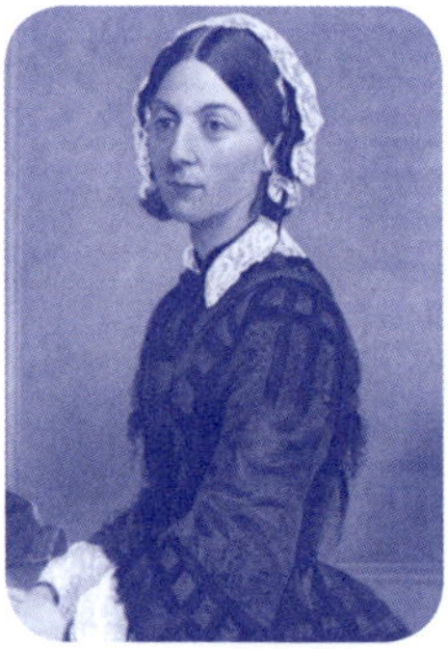

Florence Nightingale

Die Einführung der Hygiene wird als der größte medizinische Erfolg seit 1840 gefeiert („Psychologie der Hygiene" von Reinhold Bergler). Jedoch die Impfstoffe enthalten immer noch gefährliche Krankheitserreger und giftige Zusatzstoffe. Sie entsprechen daher nicht den Grundsätzen der modernen Hygiene.

Hahnemann und Hufeland, Herausgeber der Zeitschrift „Hygea", trugen in Deutschland schon ab Anfang des 19. Jahrhunderts sehr viel zu einer besseren Hygiene in den Krankenhäusern bei.

Florence Nightingale dagegen hatte in England als Frau einen viel schwereren Stand. Sie konnte sich trotz aller politischer und anderer Widersacher mit ihrem ganzen Wissen durchsetzen. Sie kämpfte genauso wie später Gandhi gegen unmenschliche medizinische Praktiken in Indien.

Die letzten 50 Jahre ihres Lebens litt sie unter einem unerklärlichen, sehr schweren Krankheitsbild, dessen Symptome auf die Folgen einer Pockenimpfung schließen lassen.

* *Homöopathische Monatsblätter, Band 19, 1894.*

Herbert Spencer
* 27. April 1820 in Derby, England
† 8. Dezember 1903 in Brighton, England
Philosoph und Soziologe, dem es um die Würde des Menschen ging. Er postulierte das Law of Equal Freedom (Gesetz gleicher Freiheit). Vor allem aus diesem Grund warnte er vor den Impfungen als Instrument allgemeiner Unfreiheit, insbesondere vor der Zwangsimpfung.

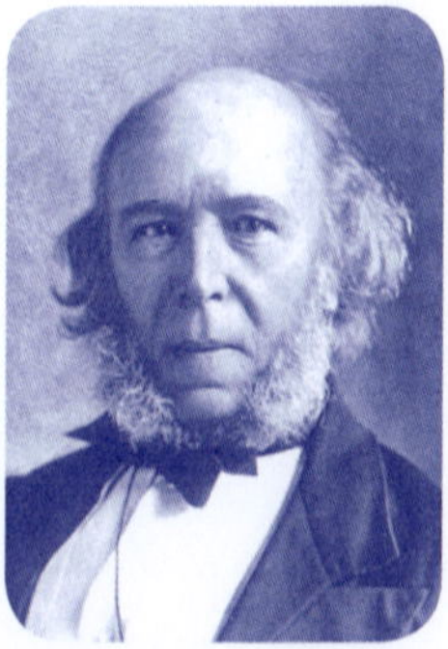
Herbert Spencer

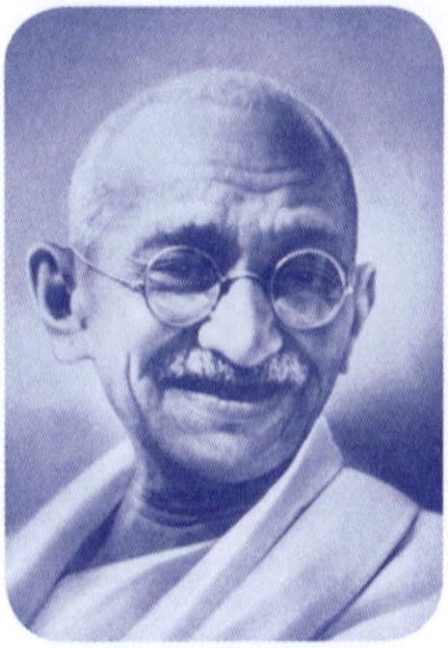
Mahatma Gandhi

Mahatma Mohandas Karamchand Gandhi
2. Oktober 1869 in Porbandar, Indien
† 30. Januar 1948 in Neu-Delhi
Führte Indien durch gewaltlosen Widerstand aus der britischen Besatzung in die Unabhängigkeit. Wegen seines Prinzips der Gewaltlosigkeit waren die Zwangsimpfungen, die in den Kolonialländern u.a. als Mittel der Unterdrückung und Abhängigkeit von der westlichen Medizin eingesetzt wurden, ethisch nicht vertretbar.

„Die Impfung ist eine Barbarei und gehört zu den lebenswidrigsten Praktiken unserer Zeit.“ (aus Gandhis „Guide to Health“)

Leo Tolstoi (Lew Nikolajewitsch Graf Tolstoi)
* 9. September 1828 in Jasnaja Polijana bei Tula
† 20. November 1910 in Astapowo
Russischer Schriftsteller und überzeugter Vegetarier. Da die Impfstoffe durch künstlich infizierte Tiere erzeugt werden, sind sie grundsätzlich der Gesundheit abträglich.

Für Vegetarier sind daher die Impfstoffe ethisch mit ihrer Lebensphilosophie unvereinbar.

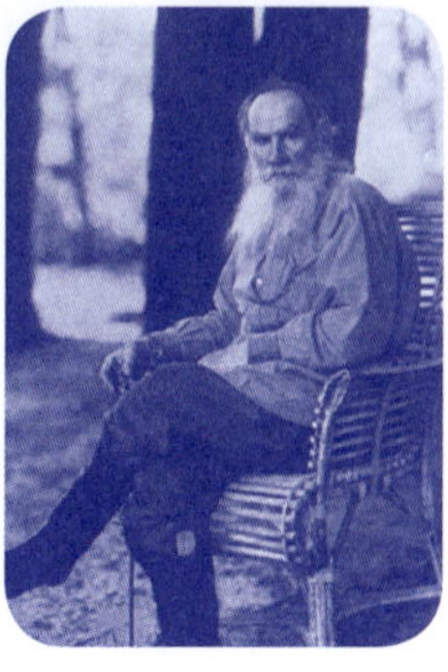
Leo Tolstoi

Geschichte und Studien zur homöopathischen Prophylaxe

Was sind Nosoden?

*Das Wort Nosode kommt aus dem Griechischen (nosos – Krankheit). Es wird in der Homöopathie verwendet, um Mittel zu bezeichnen, die aus Krankheitsstoffen von Menschen, Tieren und Pflanzen hergestellt werden. So wird die **Polionosode** aus der Rückenmarksflüssigkeit von Poliokranken und die Nosode **Rubeolinum** aus dem Sekret des Röteln-Hautausschlags hergestellt. Neuerdings werden auch die Krankheitserreger, Viren und Bakterien, direkt verwendet, aber das war nicht der ursprüngliche Gedanke bei der Nosodenherstellung.*

Hahnemann gebührt interessanterweise auch auf dem Gebiet der Nosodentestung der Rang, der Erste gewesen zu sein, ohne daß er sich dieser Ehre bewußt war. Er prüfte *Ambra grisea*, eine pathologische Absonderung aus den Gallengängen des Pottwales, das an den Meeresküsten angeschwemmt wird. Es wurde allerdings erst später als Nosode eingestuft.

Hahnemanns Entdeckung der Scharlach-Prophylaxe

Dr. Samuel Hahnemann hatte anfangs nur beobachtet, daß *Belladonna* gleich zu Beginn einer Scharlacherkrankung gegeben, diese in vollem Umfang aufheben kann. Dasselbe Mittel müsse auch sein bestes Vorbeugungsmittel sein, schlußfolgerte er. Es war der berühmte Zufall, der Hahnemann auch hier zu Hilfe kam. In einer Familie erkrankten alle, bis auf ein Mädchen, sehr schwer an Scharlach. Das Mädchen hatte bis zum Scharlachausbruch wegen eines „äußeren Übels an den Gelenken" *Belladonna* eingenommen, wodurch es vor Scharlach geschützt war. *Dieser Vorfall war die Geburtsstunde des Schutzes vor Krankheiten durch homöopathische Mittel.*

Hahnemann setzte sogleich *Belladonna* bei fünf Kindern einer Familie ein, bei der drei weitere schon an Scharlach erkrankt waren.

„Ich säumte nun nicht, den übrigen fünf Kindern jener zahlreichen Familie dieses göttliche Mittel zur Verwahrung in sehr kleiner Gabe zu reichen." Das Experiment gelang, alle fünf blieben von Scharlach verschont. Hahnemann verwendet hier das Adjektiv göttlich, um die große Gnade zu beschreiben, die er in der Offenbarung dieses Prinzips erlebte.

Hahnemann und die schulmedizinischen Impfungen

Auch in der herkömmlichen Pockenimpfung sah Hahnemann anfangs dieses Prinzip verwirklicht. Hahnemann war zuerst sogar von der Idee der allopathischen Impfung angetan. Die Kuhpocken konnten *„als eine den Blattern (Pocken) sehr ähnliche Krankheit, ein so wichtiges Verhütungsmittel der Blattern werden."* Hahnemann verwendete in seiner Anfangszeit auch grobstofflichere Mittel, um vor Krankheiten zu schützen, bis er merkte, daß diese starke Nebenwirkungen auslösten. Also verdünnte und potenzierte bzw. energetisierte er die prophylaktischen Mittel so weit, bis sie schließlich keine mit unseren bisherigen Möglichkeiten nachweisbare Materie mehr enthielten.

Die Allopathie ging bei der Impfstoffherstellung einen anderen Weg. Um der Toxizität der Krankheitserreger im Impfstoff die Spitze zu nehmen, fügt man noch mehr Giftstoffe oder Metalle hinzu (*Antibiotika, Quecksilber*). Wenn dadurch die Wirkung zu eingeschränkt wurde, wurden wieder andere Stoffe hinzugefügt, um die Wirkung zu stimulieren. *Aluminium* setzt beispielsweise lokal eine Entzündung, damit der Impfstoff „anschlägt". Daraus entstand ein richtiger Teufelskreis von immer mehr Zusatzstoffen bis hin zum Nervengift Quecksilber.

Das, was die Homöopathie von der Allopathie unterscheidet, ist die Anerkennung der Macht des Geistes, der über allem steht. Die Schulmedizin leugnet bis heute die Existenz des Geistes bei der Entstehung von Krankheiten. So ist es auch gar nicht ihr Anliegen, die Ursachen der Krankheiten, die im Geistigen liegen, zu behandeln. Was ihrer Meinung nach nicht existiert, kann auch nicht behandelt werden. Der

Mensch ist dort nichts weiter als mehr oder weniger grobe Materie, die rein materialistisch geflickt wird. Weil man momentan noch unfähig ist, die Selbstheilungskräfte im Körper zu lokalisieren, werden sie kurzerhand geleugnet. Ein berühmter Professor antwortete einmal auf die Frage, was er von der Homöopathie halte: „Sie kann nicht wirken, weil sie nicht schulmedizinisch anerkannt ist!“ Demnach könnte Gott auch nicht existieren, da der Mensch Ihn nicht erfassen kann!

Das macht es vielleicht verständlicher, warum sich die schulmedizinische Impfung durchsetzen konnte, obwohl sie erwiesenermaßen so gefährlich ist, daß Abertausende durch sie sterben und zigfach mehr durch sie beeinträchtigt sind – häufig ohne es zu wissen.

Damals hörte man nicht auf die verzweifelte, doch warnende Stimme des späteren Jenner, dem Begründer der Impfungen. Immerhin erkannte Jenner am Ende seinen Fehler, aber es war zu spät: Schon klebte die Geldgier an den Impfungen. Haben wir uns durch das Geld wirklich so verblenden lassen, daß wir uns unsere eigene Wahrheit zurechtschustern? Geld ist wichtiger als die Achtung vor dem Leben geworden.

Nachdem Hahnemann bei Scharlach, Cholera und Typhus herausgefunden hatte, daß ein Mittel, welches eine Ähnlichkeit zu einer gewissen Krankheit aufweist, auch gegen sie zu schützen vermag, wurde die Umsetzung dieses Heilprinzips von ihm und seinen Nachfolgern immer mehr in der Praxis verfeinert. Dabei stellte es sich heraus, daß ein Mittel nicht unbedingt gegen alle Formen einer Krankheit schützt. Zum Beispiel schützt *Belladonna* vor der von *Sydenham* beschriebenen einfachen Verlaufsform des Scharlach, aber nicht vor der malignen (bösartigen) Form. Davor schützt *Scarlatinum.*

Hahnemann nannte das Haupt- oder vordergründige Mittel bei einer Epidemie „Verwahrungsmittel“ oder „Genius epidemicus“. Da aber die epidemisch auftretenden Krankheiten dazu neigen, ihren Genius zu ändern, hielt der Genius epidemicus nur einige Jahre an. Bei einer neu auftretenden Epidemie mußten die Homöopathen daher immer etwas warten, bis sie den Genius epidemicus wieder klar erkannt hatten.

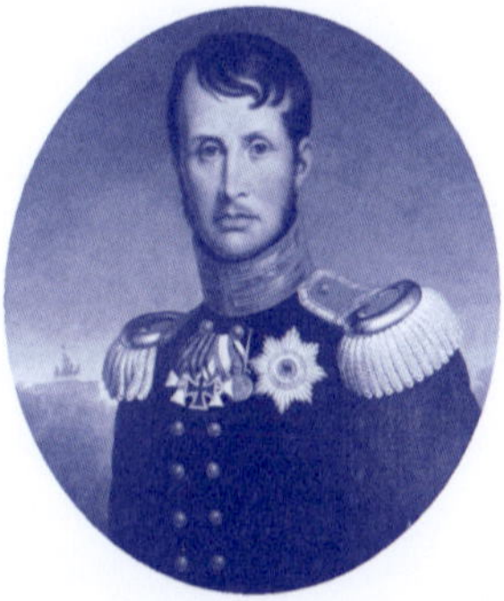

Friedrich Wilhelm III., König von Preußen

Einführung der homöopathischen Prophylaxe in Preußen

Christoph Wilhelm von Hufeland (1762 – 1836), Professor der Medizin an der Universität zu Berlin und königlicher Leibarzt von Preußen, ein Zeitgenosse Hahnemanns, war vom Erfolg der homöopathischen Prophylaxe überzeugt. Er informierte sich genauestens über die Erfolgsrate beim Einsatz von Belladonna als Prophylaxe beim Scharlach-Fieber und veröffentlichte die Ergebnisse in seinem Hufeland Journal von 1826 „Prophylaktische Kraft von Belladonna bei Scharlach".

Sein Wort für Hahnemanns Prophylaxe mit Belladonna hatte so viel Gewicht, daß die Preußische Regierung 1838 ihren Einsatz bei der Scharlach-Epidemie anordnete.*

Als Leibarzt des Preußischen Königs *Friedrich Wilhelm III.* (1770 – 1840; Regierungszeit 1797 – 1840) und Mitglied der Akademie der Wissenschaften genoß Hufeland großes Ansehen. Friedrich Wilhelm III., König von Preußen, und seine Frau, Königin Luise von Preußen, waren so durch die überzeugenden Erfolge zum obersten Fürsprecher für die Hahnemannsche Prophylaxe bei Scharlach geworden! Hufeland wurde indes kein Homöopath, aber auf die homöopathische Prophylaxe Hahnemanns ließ er Zeit seines Lebens nichts kommen.

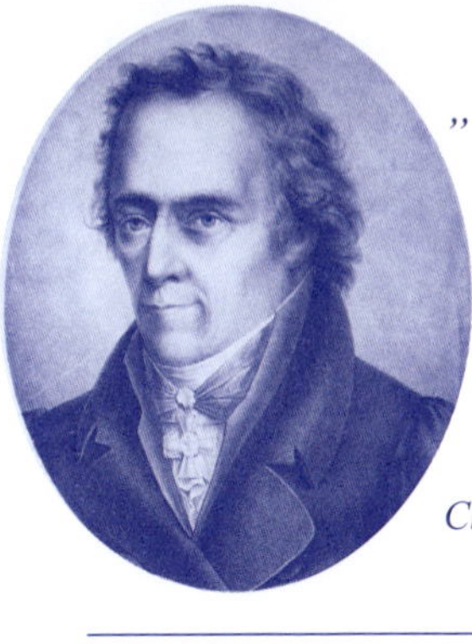

„Wenn es Todsünden gibt, so sind es zuverlässig die Sünden gegen die Natur."

„Verhalte dich in deinem Dienst am kranken Menschen und im Umgang mit ihm so, wie du selbst wünschest behandelt zu werden."

Christoph Wilhelm von Hufeland

* *Richard Haehl „Samuel Hahnemann – sein Leben und Schaffen", Leipzig 1922*

Geschichte der Nosodenforschung

Nach und nach kamen die Homöopathen auf die Idee, daß die Krankheitsnosode die verschiedenen Genii von allen Formen einer Krankheit am besten in sich beinhaltet. Deswegen ist es auch so wichtig, die Nosode aus dem Krankheitssekret und nicht aus dem isolierten Erreger herzustellen. Im Jahre 1830 wurde *Anthracinum* (Milzbrandnosode) von *Dr. Weber* in die Homöopathie eingeführt (siehe auch unser Buch „Biowaffen und Homöopathie"). Es war der deutsche Tierarzt *Johann Lux*, der Weber (1830) auf die Idee brachte, die Milzbrandnosode herzustellen und als Heilmittel und Prophylaxe bei dem damals häufig bei Schafscherern auftretenden Milzbrand einzusetzen. Auch Hahnemann benutzte *Anthracinum* als Heilmittel bei Milzbrand. Die ganze Geschichte ist hochinteressant!

Weil die Methode so einfach, wirksam, nebenwirkungsfrei und auch noch preiswert war, stieß sie, wie vieles Wahrhafte auch, auf Widerstand. Aus Mangel an sachlichen Gegenargumenten verlegt sich die Angriffstechnik auf die Emotionen, die sich durch eine auffällige aggressive Haltung hervortun. Selbst Therapeuten, die mit homöopathischen Mitteln arbeiten, sind bisweilen mit dem Virus befallen, der die Selbstheilungskräfte der Natur verneint. Es zieht sich ja wie ein roter Faden durch die Geschichte der Medizin, daß alle Methoden, welche die Ursachen von Krankheiten heilen und die Selbstheilungskräfte des Menschen stärken, abgeblockt werden. Die Ignoranz bis hin zur Verleugnung einer höherstehenden Wahrheit betrifft alle Gebiete. Die Kritiker bedienen sich dabei immer derselben Techniken. Die Methode oder ihr Erfinder wird als lächerlich hingestellt, oder es wird Angst eingeflößt, indem die Methode als gefährlich dargestellt wird. Es gibt neuerdings Homöopathen, die behaupten, es würde keine homöopathische Prophylaxe geben.

Wie kann man Homöopathie praktizieren und ihre Quintessenz, ihr höchstes Ziel, den Menschen so weit zu unterstützen, daß er gegen alle Krankheiten gefeit ist, einfach außer Acht lassen?

Hahnemanns epochemachende Scharlach- und Choleraprophylaxe scheinen vergessen zu sein. Dabei hatte ihm gerade die Choleraprophylaxe und -behandlung auch die Anerkennung der ihm bereits damals sehr kritisch gegenüberstehenden allopathischen Ärzte verschafft.

Hahnemann sprach sich nirgends gegen die Prophylaxe mit Nosoden aus. Hahnemann, Groß und Hering waren die Ersten, die Nosoden prüften. *Psorinum*, der Bläscheninhalt eines Krätzekranken, war schon 1830 von Hahnemann geprüft und von Homöopathen fleißig und erfolgreich eingesetzt worden. Hering setzte es als Prophylaxe gegen Krätze ein. Ende 1833 prüfte Hering *Lyssinum* (= Hydrophobinum, die Tollwutnosode), womit er erfolgreich vor der Tollwut schützte. *Lyssinum* war also die zweite geprüfte „Prophylaxe-Nosode".

Die Idee, mit der Nosode als der besten Prophylaxe gegen die Krankheit vorzugehen, faßte also bereits 1829 Fuß und wird seither von vielen Homöopathen weltweit eingesetzt. Diese Methode wird also seit fast 200 Jahren benutzt, ohne großes Aufheben davon zu machen. Durch Homöopathen, die sich später von Hahnemann abwandten und als „klassisch" bezeichneten, ist der Grundgedanke der Hahnemannschen Homöopathie verwässert worden (SURYA Nr. 23 – Hahnemannsche und klassische Homöopathie).

Wir zitieren hier wieder Hahnemann: *„Wer leugnet, daß die völlige Verhütung der Ansteckung vor dieser verwüstenden (Scharlach-) Seuche, und ein Mittel, welches diesen göttlichen Zweck zuverlässig erreicht, unendliche Vorzüge vor allen, auch den unvergleichlichsten Kurarten behaupten würde? Dieses Mittel* ***(Belladonna)****, Gesunde gegen das Scharlachfieber unansteckbar zu erhalten, war ich so glücklich zu erfinden."*

Wer kann jetzt noch den Altmeister des sanften Schutzes vor Krankheiten länger verleugnen? Hahnemann gab uns klare Anweisungen, wie das prophylaktische Mittel zu finden ist.

Mit demselben Hintergrund empfahl z. B. der amerikanische Homöopath *James Tyler Kent* um die Jahrhundertwende *Tuberculinum* als Prophylaxe gegen Tuberkulose. Er betont 1900 in seinem Buch „Zur Theorie der Homöopathie" (Haug Verlag) mehrfach, wie wichtig es sei, vor Krankheiten zu schützen.

„Angst ist eine überwältigende Ursache für Krankheiten. Wer keine Angst hat, wird auch nicht krank. Die andere und größere Prophylaxe ist das homöopathische Mittel. Dieses eine Mittel scheint am besten zu der Hauptnatur der Krankheiten zu passen. Wir müssen die Homöopathie als Schützer sowie als Heiler anerkennen."

An einer anderen Stelle des oben genannten Buches sagt Kent:

„Wir sollten die Homöopathie genauso zu unserem Schutz wie zu unserer Heilung einsetzen. Aber Sie werden sehen, daß man für die Prophylaxe ein geringeres Maß an Ähnlichkeit braucht, als für die Heilung. Ein Mittel braucht nicht so ähnlich zu sein, um eine Krankheit zu heilen, als vor ihr zu schützen. Diese Grundmittel werden Ihnen helfen, viele Menschen vor Krankheiten zu bewahren."

Die Homöopathen waren sich des vorbeugenden Schutzes so sicher, daß sie sogar anfingen, Nosoden ungeprüft als Prophylaxemittel einzusetzen. Auf diese Weise wurden schon 1836 *Variolinum* (Nosode aus den Pockenbläschen) und *Vaccininum* (Pockenimpfstoff) in die Homöopathie eingeführt. Dann gab es eine Lücke von 30 Jahren, bis der amerikanische Homöopath *Dr. Swan* auf der Bühne der Krankheitsvorbeugung erschien. Ab 1870 leitete er eine Gruppe von homöopathischen Ärzten, welche die Nosoden *Medorrhinum* (Krankheitsstoff der Gonorrhoe) und *Syphilinum* (Krankheitsstoff der Syphilis) prüften. In der Homöopathie werden fast alle Mittel erst an gesunden Menschen

Alle Zitate von Hahnemann stammen aus einem Artikel über die Scharlachprophylaxe aus seinen „Gesammelten Schriften", Haug Verlag, Stuttgart 2000.

geprüft, bevor sie zu Heilungszwecken bei Kranken eingesetzt werden. Seitdem wurden von bedeutenden Homöopathen immer mehr Nosoden in die Homöopathie eingeführt. Besonderer Dank gebührt *Henry C. Allen* mit seinem Buch „Nosoden“ (1910).

In den Jahren 1925 – 1934 gab es eine Gruppe schweizerischer, französischer und deutscher Homöopathen, z. B. der Schweizer *A. Nebel*, die sich ausführlich mit der Grippeprophylaxe beschäftigten, da die Grippe nach der schweren Epidemie am Ende des Ersten Weltkrieges noch jahrelang an den verschiedensten Orten immer wieder aufflackerte. Mit ihrem Präparat konnten sie einen hundertprozentigen Schutz vor Grippe erzielen. (Siehe auch „ HR 5 – Grippe, Erkältungskrankheiten”.)

Welche Homöopathen haben prophylaktisch gearbeitet?

Der erste war Samuel Hahnemann selbst. Er leistete eine großartige Pionierarbeit auf diesem Gebiet und arbeitete für manche Krankheiten die Vorbeugung aus. Damit hat er die Grundlage geschaffen, auf der seine Nachfolger für andere epidemische Krankheiten die Prophylaxen weiter erforschen und ausarbeiten konnten.

Wir haben in dem Buch „Biowaffen und Homöopathie“ ausführlich über die Geschichte und die Erfolge beim Schutz vor schwersten Krankheiten mit homöopathischen Mitteln geschrieben. Dort ist die Anwendung der homöopathischen Prophylaxe standardisiert und einfach dargestellt.

Hier einige Ergänzungen:

- Für die Homöopathen von damals war der Gedanke, mit homöopathischen Mitteln zu schützen, selbstverständlich (Hahnemann „Gesammelte Schriften“). Sie wandten diese Kunst nicht nur bei ansteckenden Krankheiten an, sondern auch bei anderen Krankheiten und Zuständen.

In unseren Büchern, v.a. im „Homöopathischen Ratgeber 1 – Reisen“, finden Sie zahlreiche Beispiele: Schutz vor Sonneneinwirkung und Hitze, Vorbereitung auf ein anstrengendes Klima und mehr.

- Diese Homöopathen erforschten die Möglichkeiten, den Menschen nicht nur von seiner Krankheit zu befreien, sondern ihn auch gesund zu erhalten. Wie schon zu Hahnemanns Zeiten gibt es auch heute noch Zweifler, die es nicht für möglich halten, daß die Homöopathie auf diese Weise schützen kann. Die Praxis zeigt die Wirksamkeit, damals wie heute.

- Eine ganze Reihe von namhaften Homöopathen befürwortet die homöopathische Prophylaxe (*Hering, Kent, Clarke* u.a.). Zahlreiche weitere Homöopathen arbeiten im Stillen und erzielen ebenso große Erfolge.

Es gab verschiedene Ansätze in der Geschichte der Prophylaxe: *Bönninghausen* z.B. wählte im Jahre 1849 *Thuja* als das ähnlichste Mittel, um vor den Pocken zu schützen und sie zu behandeln. Längere Zeit war *Thuja* das bekannteste Mittel für den Pockenschutz. *Burnett* erweiterte dieses Wissen und heilte mit großem Erfolg die schlimmen Folgen der Pockenimpfung mit *Thuja*. Später schützten andere Homöopathen mit *Sarracena, Malandrinum, Variolinum, Vaccininum* und anderen Mitteln vor den Pocken. Diese Erfahrungen bestätigten die Anwendung der Prophylaxe und bilden die Basis für die Behandlung von Impffolgen. Deren Behandlung ist heute durch Umweltbelastung, Zusatzstoffe und Mehrfach-Impfungen vielschichtiger geworden. Die Grundprinzipien sind jedoch dieselben geblieben.

Studien über die homöopathische Prophylaxe

Aus unserer Zeit sind uns *Dr. Isaak Goldberg* aus Australien und *Dr. Richard Hiltner* aus Kalifornien bekannt, die Studien an insgesamt fast 1500 Kindern mit den Nosoden gemacht haben.

- *Hiltner* berichtete in seinem Vortrag, gehalten auf dem Jahreskongreß 2002 der California State Homeopathic Medical Society in San Francisco, Folgendes: Er beobachtete über 15 Jahre 184 Kinder zwischen zwei Monaten und zwölf Jahren, denen er die *Polionosode*, die *DPT-Nosode* (Diphtherie, Pertussis, Tetanus) und die *MMR-Nosode* (Masern, Mumps, Röteln) in der C 200 gegeben hatte. Etwa 40 % der Kinder waren schulmedizinisch geimpft. *Keines der Kinder erkrankte an der Krankheit, vor der es homöopathisch geschützt wurde.*

- *Goldberg* stellt in seinem Buch „Vaccination? A Review of Risks and Alternatives" eine Studie über sein homöopathisches Prophylaxeprogramm in Australien vor. Er schützte gegen folgende Krankheiten: Diphtherie, Keuchhusten, Tetanus, Poliomyelitis, Masern, Mumps, Röteln und Hib (Hämophilus influenza). Seit 1988 gab er insgesamt 1305 Kindern, von denen 20 – 30 % auf herkömmliche Weise geimpft waren, die entsprechenden Nosoden. *Die Erfolgsrate lag bei 89 – 98 %.* Die Fehlerquote von bis zu 11 % kam dadurch zustande, daß einige Kinder mit Sicherheit bereits der Krankheit ausgesetzt waren. Leichte „Nebenwirkungen" traten bei 10 % der Kinder auf, im Gegensatz zu 63 % bei den allopathisch geimpften. Diese Reaktionen als „Nebenwirkungen" zu bezeichnen ist allerdings nicht ganz korrekt, denn sie erwiesen sich in der Regel als Heilreaktionen, um alte Belastungen auszugleichen. Ein Kind war z. B. durch die in der Jugend durchgemachte Diphtherie des Vaters erblich belastet und wurde durch *Diphtherinum* positiv beeinflußt.

- *H.C. Allen* benutzte *Diphtherinum* über 25 Jahre als Prophylaxe und erlebte in einer Familie niemals einen weiteren Fall von Diphtherie, nachdem er es eingesetzt hatte (Dr. B. Sethi, Homoeopathic Prophylactic Remedies, 1991).

- *Dr. C. W. Eaton* hielt im Jahre 1907 vor dem American Institut of Homeopathy einen Vortrag über die aus dem Pockenbläschensekret hergestellte Nosode *Variolinum* zum Schutz vor Pocken.

2806	Menschen erhielten Variolinum C 30. Von diesen hatten
547	Menschen danach Kontakt zu Pockenkranken.
14	Menschen erkrankten trotz der Prophylaxe an Pocken.

Variolinum C 30 erwies sich also zu 97,5 % als effizient.

- *Dr. Bonnell* aus Oklahoma hielt 1940 einen Vortrag über seine Erfahrung mit der Prophylaxe und Behandlung von Pocken. Er gab ungefähr 300 Personen Variolinum D 12 drei Mal täglich für drei Tage als Schutz vor den Pocken. Alle Personen waren täglich in Kontakt mit Pockenkranken, doch keiner erkrankte. Dr. Bonnell behandelte auch 20 Pockenkranke wärend der Epidemie, von denen alle geheilt wurden.

- Als die Cholera 1831 Deutschland erreichte, konnten sehr viele Menschen durch die Homöopahie gerettet werden, während bei der schulmedizinischen Behandlung Tausende starben. Allein dafür gebührt Hahnemann großer Dank.

- *Dr. Dorothy Shepherd* schreibt 1967 in ihrem Buch „Homoeopathy in Epidemic Diseases“: „Nosoden oder Krankheitsprodukte der herrschenden Krankheit sind oftmals sehr aktive Vorbeugungsmittel.”

- *Dr. P. Sankaran* führt in dem Buch „Prophylactics in Homoeopathy" (1972) 92 Therapeuten und Hunderte von Beispielen mit der erfolgreichen homöopathischen Prophylaxe auf.

- *C.E.Wheeler* schreibt 1978 in seinem Buch „Some Notes on Nosodes“, daß eine Gabe der entsprechenden Nosode in der C 30 bei Epidemien mindestens zwei Wochen schützt.

Der größte Erfolg wurde jedoch in jüngster Zeit (2008) in Kuba gegen die Leptospirose erzielt. 2,4 Millionen Menschen wurden mit der Leptospirose Nosode geschützt, mit 99prozentigem Erfolg (siehe S.48).

Weitere Quellen finden Sie in unserem Buch „Biowaffen und Homöopathie“.

Wie sicher ist die homöopathische Prophylaxe?

Auch wenn es in der Homöopathie gewisse Meinungsunterschiede bezüglich ihrer Ausübung gab und gibt, so war die homöopathische Prophylaxe für alle Homöopathen in der Geschichte der Homöopathie immer eine Selbstverständlichkeit (siehe Seite 35 „Welche Homöopathen haben prophylaktisch gearbeitet?“). Aus den Reihen der Homöopathen gab es bisher niemals einen Anlaß, die homöopathische Prophylaxe in Frage zu stellen.

Einsatz homöopathischer Mittel bevor sich Symptome zeigen

Anders als die Schulmedizin erkennt die Homöopathie, daß die Ursachen für Krankheiten im Menschen selbst liegen. Die Veranlagung zu einer Krankheit kann daher homöopathisch sehr gut prophylaktisch behandelt werden, auch wenn sie noch nicht sichtbar ist.

Die Schulmedizin verlangt einen Beweis der Wirksamkeit der Homöopathie, obwohl die Homöopathie ihr diesen gar nicht schuldig ist. Denn die von schweren Krankheiten Geheilten, denen die Schulmedizin nicht helfen konnte, sind der beste Beweis für die Wirksamkeit der Homöopathie. Der Beweis kann jedoch nicht auf der Grundlage der Schulmedizin, d. h. auf ihrem eingeschränkten Verständnis von Leben und Krankheit erbracht werden.

Nach Hahnemann werden nicht die Symptome der Krankheit behandelt, sondern Zustände. Einem Zustand liegen krankmachende Ursachen (die Miasmen) zugrunde. Auch wenn die Symptome einer Krankheit nicht vorhanden sind, existiert jedoch trotzdem ihre krankmachende Ursache bzw. Veranlagung.

> *Hahnemann fordert uns in den „Chronischen Krankheiten“ auf, die Ursache (das zugrundeliegende Miasma) zu behandeln, auch wenn keine Krankheitssymptome vorliegen.*

Homöopathie ist eine Erfahrungsheilkunde. Hahnemann hat uns eindringlich aufgefordert, die praktische Umsetzung und Forschung in der Homöopathie nur auf der Grundlage der Erfahrung durchzuführen. Der erfolgreiche Schutz vor Krankheiten mit der Homöopathie beruht auf der Basis des Similiaprinzips. Die Tatsache, daß er in der Praxis funktioniert, ist jedoch nach den Regeln der Erfahrungsheilkunde von noch viel größerer Wichtigkeit.

Auch bei der Cholera-Epidemie 1831 hatte Hahnemann durch die Berichte aus anderen Ländern nicht nur die Therapie der Cholera ausgearbeitet, sondern auch deren Vorbeugung. Er empfahl, noch bevor die Cholera nach Deutschland kam, ein Stück Kampfer als Schutz bei sich zu tragen und gegebenenfalls auch eine sehr verdünnte Kampferlösung zu trinken. Dies war daher kein Genius epidemicus, sondern das Prophylaxemittel bevor die Epidemie ausbrach. Der Begriff Genius epidemicus und das Verfahren wurden aber erst viele Jahre später in die Homöopathie eingeführt. Bis in die heutige Zeit hat sich diese Cholera-Prophylaxe mit Kampfer bewährt und nicht mit einem Genius epidemicus. Teilweise konnte ein hundertprozentiger Schutz erzielt werden.

Die Cholera ist eines der am besten dokumentierten Beispiele für die Erfolge der Hahnemannschen Prophylaxe. Durch die überzeugenden Heilergebnisse wuchs das Vertrauen der Bevölkerung gegenüber der Homöopathie. *Haehl* schreibt in der Biographie von Hahnemann über die Erfolge der Homöopathie bei der Cholera-Epidemie 1832, daß für die sich „so glänzend bewährende Homöopathie tausende neue Anhänger für die Hahnemannsche Heilweise in ganz Europa gewonnen werden konnten.“ *

Genauso wird die homöopathische Prophylaxe auch bei vielen anderen Krankheiten eingesetzt und keineswegs immer nur mit dem Genius epidemicus, sondern eher sehr selten. Sollte nur noch nach dem

---

** Martin Stahl, Der Briefwechsel zwischen Samuel Hahnemann und Clemens von Bönninghausen, Haug, Heidelberg, 1997. ISBN 3-7760-1632-9*

Prinzip des Genius epidemicus vorgebeugt werden, müßten schwere Erkrankungen bis hin zu Todesfällen in Kauf genommen werden, bevor der Genius epidemicus ausgearbeitet werden könnte, da er erst während einer Epidemie nach vielen Recherchen sichtbar wird. Der wahre Sinn eines Genius epidemicus bzw. der Genii epidemici (Mittel, die in einer bestimmten Epidemie am häufigsten in Frage kommen) liegt nicht nur in der Vorbeugung, sondern auch im schnellen und zuverlässigen Heilen. Auf diese Weise konnten manche Homöopathen bis zu 100 % ihrer Cholerafälle heilen. Ähnliches gilt für andere Krankheiten.

Die Heilerfolge bei der Cholerabehandlung führten beispielsweise in Österreich dazu, daß das seit 1819 von *Fürst von Metternich* (seine Gattin ließ sich homöopathisch behandeln!) verhängte Verbot der Homöopathie später durch *Kaiser Ferdinand I.* (1793–1875) aufgehoben wurde. Der Wiener Hofprediger am Stephansdom, *Pater Johann Emanuel Veith* (1787–1876), hatte von der Kanzel aus die Segnungen der Homöopathie als Retterin vor der Seuche gepriesen.

Jeder Homöopath weiß, daß ein Genius epidemicus nicht nur von Epidemie zu Epidemie, sondern auch von Ort zu Ort variieren kann. Kampfer als Hauptmittel schützte aber Jahrzehnt um Jahrzehnt zuverlässig bei jeder Cholera-Epidemie in den verschiedensten Teilen der Welt – Deutschland, Italien, Frankreich, England, Indien, Nord- und Südamerika. Berichte darüber stehen in den homöopathischen Zeitschriften der damaligen Zeit und unserem Buch „Biowaffen und Homöopathie", Lage & Roy Verlag.

Gibt es Nebenwirkungen der homöopathischen Prophylaxe?

Sicher gibt es Fälle, in denen unerwünschte Reaktionen auf eine unsachgemäß durchgeführte Prophylaxe folgten. Die Betroffenen, die mit uns Kontakt aufnahmen, hatten häufig zusätzlich schulmedizinische Medikamente eingenommen oder sich unangemessen verhalten.

Überdies wurde keine dieser Prophylaxen fachgerecht von einem ausgebildeten Prophylaxe-Homöopathen durchgeführt. Wir bilden Homöopathen auf diesem Gebiet aus und haben in unseren Büchern, vor allem im Ratgeber „Reisen“, im vorliegenden Buch und in „Biowaffen und Homöopathie“ ganz klare Regeln aufgestellt, wie die Prophylaxe sachgemäß durchzuführen ist. Dann sind durchaus auch Heilungen als angenehmer und überraschender Begleiteffekt möglich.

Die schulmedizinische Impfung dagegen arbeitet sehr grobstofflich mit hochgiftigen Krankheitsprodukten und beinhaltet toxische Zusatzstoffe wie beispielsweise Aluminium, das nachweislich das Gehirn schädigt, Allergien hervorruft und Immunschwäche-Krankheiten auslöst und einprägt.

Die homöopathische Prophylaxe verwendet zwar das Krankheitsprodukt, jedoch durch die Verdünnung und Potenzierung haben diese Mittel keine toxische Wirkung mehr auf den Organismus (siehe auch Seite 57f). Die homöopathische Prophylaxe kann nicht immer einen hundertprozentigen Schutz gewährleisten, auch wenn dies oft vorgekommen und dokumentiert ist, weil der menschliche Faktor immer mitspielt. Davon abgesehen ist nichts im Leben hundertprozentig sicher.

2013 – Neuigkeiten über den homöopathischen Schutz

Nach dem 11. September 2001 begann sich unsere Welt in vielerlei Hinsicht rasant zu verändern. Dies führte langsam aber sicher zu einem grundlegenden Bewußtseinswandel auf dem Gebiet des Schutzes vor Krankheiten. Immer mehr Menschen wenden sich der alternativen Heilkunst zu.

Jedes Jahr werden die Menschen mit Nachrichten über kurz bevorstehende, neue, furchterregende Krankheiten bombardiert, die epidemieartige Auswüchse annehmen würden. Es gäbe nur eine einzige Maßnahme, um dem sicheren Untergang zu entrinnen. Ein kleiner Piekser, der, hochgerechnet auf alle Bürger, zwar Milliarden aus der Steuerkasse kostet, aber unser aller Leben retten würde.

Pocken und Milzbrand
Sie erinnern sich: Erst wurden wir mit Nachrichten über den bevorstehenden Biowaffenangriff durch Pockenerreger überschwemmt. Doch als der Pockenimpfstoff hergestellt war und ihn sich jedes Land gekauft hatte, verschwand das Thema aus den Nachrichten. Dafür wurde nun die Angst vor einer Bedrohung durch den Milzbranderreger als Biowaffe geschürt. Zur Abwechslung wurde statt eines Impfstoffes ein Antibiotikum angeboten, welches in den USA innerhalb von 24 Stunden nach Bekanntgabe der angeblichen Gefahr ausverkauft war.

SARS
Und so ging es weiter: Es folgte nach demselben Schema die Angst vor SARS, was den lukrativen Abverkauf aller Antibiotika-Vorräte zur Folge hatte, und danach vor der angeblichen Vogelgrippe, die plötzlich auf Menschen übergreifen könnte. Auch hierfür wurde sogleich ein Impfstoff produziert und verkauft. Damit war das Ziel erreicht. Kein Mensch erkrankte und glücklicherweise wurde auch niemand geimpft.

Schweinegrippe

Im darauffolgenden Jahr sollte eine weitere Krankheit, die bisher nur unter Tieren aufgetreten war, nun auch Menschen befallen: die Schweinegrippe. Auch hier wieder das bewährte Prozedere: Herstellung des Impfstoffes in riesigen Mengen, doch zur Impfung in dem erhofften Ausmaß kam es nie. Denn inzwischen war die Verkaufsstrategie zu transparent geworden. Wer sich doch noch impfen ließ, erkrankte meist schwer an der Grippe. Alle diese Tatsachen schwächten weltweit die Glaubwürdigkeit der Impflobby. Der bereits bezahlte Schweinegrippeimpfstoff sollte nun aufgrund mangelnder Nachfrage vernichtet werden. Ein Teil wurde vernichtet, unter Einsatz von Steuergeldern in Millionenhöhe, der andere Teil einfach „recycelt", indem er dem jährlichen Grippeimpfstoff beigemengt wurde. Manche Hausärzte klärten ihre Patienten darüber auf, andere wiesen ihr Personal zum Stillschweigen über den neuen Grippeimpfstoff an.

Der Schweinegrippe-Impfskandal hat wie keine andere Aufklärungsmaßnahme das unkritische Konsumverhalten gegenüber den Impfungen fast über Nacht gekippt. Belächelt wird seitdem eher derjenige, der sich immer noch gegen Grippe impfen lassen möchte. Dem sei nicht zu helfen, meinen die zu Impfskeptikern Erwachten.

Wie Pockenepidemien von Ärzten kreiert wurden

Dabei hätten wir schon viel früher aus dem Impfwahn erwachen können. Das Impfvermarktungsmuster ist auf eine Strategie zurückzuführen, die in den Goldenen Zwanziger Jahren in den USA ihren Anfang nahm. Sie wurde allerdings lange unter Verschluß gehalten und gelangte erst jetzt an die Öffentlichkeit. Durch Gerichtsurteile konnte dokumentiert werden, wie Ärzte und Gesundheitsämter geschickt über die Medien eine Pockenseuche kreierten, die in Wirklichkeit jedoch gar nicht existierte. Die ahnungslosen Bürger wurden in Angst und Schrekken vor der drohenden Pockeninfektion versetzt und so zum Impfen getrieben. Die Krankheiten, die als Folge dieser Impfungen entstan-

den, sicherten den Erfindern der angeblichen Epidemie über Jahrzehnte volle Wartezimmer und volle Kassen. Unter anderem können hier die Ursachen für viele der schulmedizinisch als unheilbar geltenden Immunschwächekrankheiten gesucht werden.
Fazit: Wer sich impfen läßt, muß teuer dafür bezahlen – mit seiner Gesundheit und manchmal sogar mit seinem Leben! *

Sind die Kinderkrankheiten heutzutage wirklich noch so bedrohlich wie vor 200 Jahren zu Hahnemanns Zeiten?

Im Herbst 2012 reisten wir nach Indien, um von der Präsidentin die höchste Ehrung des Landes für unsere Leistungen zur Verbreitung und Aufwertung der Homöopathie, den *Tamra Patra Prashasti*, zu empfangen. Bei dieser Gelegenheit lasen wir in der Presse, daß in Indien täglich 19.000 Kinder unter fünf Jahren sterben. Unsere Recherche vor Ort in dem zuständigen Ministerium ergab, daß die Ursachen für die Todesfälle nicht, wie man vielleicht glauben könnte, in den klassischen Kinderkrankheiten liegen, sondern durch Hunger, Durchfall und Anämie begründet sind.

Gegen Kinderkrankheiten impfen zu wollen, macht spätestens auf diesem Hintergrund gar keinen Sinn mehr. Es würde bedeuten, gegen eine Gefahr zu impfen, die nicht mehr existiert. Das heißt, das Thema Kinderkrankheiten hat nicht mehr die Relevanz wie früher. Viel mehr müssen die Lebensbedingungen dieser Kinder verbessert werden: Wasserqualität, Nahrung, Familieneinkommen, Bildung.

Kinder in den Industrienationen haben kaum noch die Chance, sich an einer durchgemachten Kinderkrankheit zu stärken. Stattdessen sind sie heute durch Impfungen und toxische Medikamente ganz anderen, ungleich schwereren gesundheitlichen Risiken ausgesetzt, und dies langfristig: Allergien, Immunschwächekrankheiten, Krebs, Diabetes,

** SURYA – Lebensfreude und Selbstheilung – Zeitschrift für Homöopathie und CBE, Nr. 14/Nov.2009, „Klage gegen Ärztekammer erfolgreich", Lage & Roy Verlag.*

Depressionen bis hin zum Selbstmord, Aggressionen, Lernschwächen, Unruhezuständen, Legasthenie, Sprachschwierigkeiten, Kopfschmerzen bis zur Migräne, Seh- und Hörstörungen, Schilddrüsenerkrankungen etc. Bei all diesen Krankheiten besteht der Verdacht, daß sie durch die toxische Zusammensetzung der Impfstoffe verursacht werden (siehe auch „Homöopathischer Ratgeber 15 – Impffolgen erkennen und behandeln", „HR 3 – Impfschäden" sowie unser Taschenbuch „Kinder mit Homöopathie behandeln", Goldmann Verlag).

6000 Kinder in Afrika erfolgreich vor Malaria geschützt

Vor einigen Jahren meldete sich bei uns die Heilpraktikerin Ursula Mollier, die in Afrika eine Schule mit aufgebaut hat. Sie war mit dem Problem der Durchseuchung der Bevölkerung mit Malaria konfrontiert. Die Kinder starben entweder an der Krankheit oder konnten wegen der ständigen Malariaschübe nicht in der nötigen Kontinuität die Schule besuchen. Sie hatte unseren „Homöopathischen Ratgeber – Reisen, besonders Tropenreisen" gelesen und bat uns um Rat und Hilfe, wie ihre Schulkinder vor Malaria zu schützen seien. Wir bildeten sie in der Technik der homöopathischen Prophylaxe nach Hahnemann aus, und sie versorgte zusammen mit einer Kollegin aus Deutschland sowie einheimischen Helfern in den darauffolgenden Jahren regelmäßig ihre Schüler. Anfangs waren 55 % der Schüler an Malaria erkrankt. Mit Hilfe der Prophylaxe nach Hahnemann reduzierte sich die Zahl auf etwa 5 %, und die wenigen noch auftretenden Krankheitsfälle verliefen viel leichter. Aufgrund ihres Erfolges wandten sich immer mehr Menschen auch in anderen afrikanischen Staaten an Ursula Mollier, so daß sich das Projekt über die Jahre von 200 Schülern auf insgesamt 6000 (auch Lehrer und Eltern) ausweitete. Einige Schuldirektoren schrieben uns Dankesbriefe über den rätselhaften Rückgang der Malaria und sprachen von einem Wunder!

Gegen Malaria gibt es im Übrigen keine Impfung, keinerlei Möglichkeit ihr vorzubeugen, außer der Homöopathie!

Wie schön wäre es, wenn auch in Deutschland noch mehr Menschen die wunderbaren Möglichkeiten dieser weltweit erfolgreichen Heilmethode nutzen würden! Haben wir hier doch alle Möglichkeiten vor Ort, denn schließlich stammt die Homöopathie aus Deutschland. Wir sitzen direkt an der Quelle des nebenwirkungsfreien Schutzes von Samuel Hahnemann.

Sich zu schützen ist einer der stärksten Überlebensinstinkte. Wir sollten das Wissen Samuel Hahnemanns, unsere Gesundheit und die der uns Anvertrauten zu schützen, endlich voll und ganz anwenden.

Hahnemannsche Prophylaxe von der Regierung auf Kuba eingeführt
Die homöopathische Prophylaxe setzt sich immer mehr durch. Im Rahmen eines Kongresses zu diesem Thema referierten im Jahr 2008 Homöopathen aus aller Welt über ihre Erfolge mit dem homöopathischen Schutz vor Hepatitis, Gelbfieber, Cholera, Kinderkrankheiten, Malaria etc.

Der beeindruckendste Beitrag kam aus Kuba: Dort wurden in großem Stil mit der Unterstützung der Regierung 2,5 Millionen Kubaner vor Leptospirose geschützt. Nur einmal zuvor in der fast 200jährigen Geschichte der homöopathischen Prophylaxe hatte es einen staatlich angeordneten homöopathischen Schutz gegeben, und zwar in Preußen (siehe S. 31). Und noch nie zuvor waren so viele Menschen auf einmal in den Genuß dieser Prophylaxe gekommen. In den Jahren zuvor war immer gegen Leptospirose geimpft worden, doch mit geringem Erfolg – Tausende erkrankten trotzdem und manche starben sogar. Leptospirose ist eine in den Tropen auftretende Infektionskrankheit, die durch verschmutztes Wasser infolge von Überflutungen entsteht. Die Regierung, die Homöopathie im ganzen Lande einsetzt, verabreichte den Menschen die Leptospirose Nosode. Dadurch sank die Infektionsrate auf nahezu Null! Ein unglaublicher Durchbruch für die Homöopathie (SURYA 13, S. 16ff). Gerade für die Entwicklungsländer ist die Homöopathie auch aus Kostengründen die Heilmethode der Wahl.

Homöopathie schützt sanft vor Kinderkrankheiten

Der wirkliche Schutz gegen Krankheiten liegt im eigenen Organismus. Das heißt, ein gesunder Organismus kann bei einer Bedrohung durch Krankheit sofort die Selbstheilungskräfte in Bewegung setzen. Der Schutz muß logischerweise dort ansetzen, wo auch die Ursache der Krankheit liegt; denn der Krankheitsprozeß wird zwar von Erregern (Bakterien, Viren etc.) getragen, aber die Anfälligkeit für spezifische Erreger liegt in uns. Daher müssen primär der Mensch und seine Selbstheilungskräfte angeregt und behandelt werden. Die Erreger gehen dann automatisch „über Bord".

Inzwischen sind sich schon manche Wissenschaftler darüber einig, daß sie über die Erforschung der Erreger keine Lösung für die Behandlung der als unheilbar geltenden Krankheiten finden werden. Die Schulmedizin hat zwar in der Erforschung der Materie ihre größte Blüte erreicht, aber die Wege zur echten Heilung liegen weiterhin im Dunkeln.

Warum stecken sich z.B. manche Menschen trotz sehr engen Kontaktes mit Scharlachkranken nicht an? Die Wissenschaftler stehen vor einem Rätsel, aber mit dem Wissen und der Erfahrung der Homöopathie läßt sich dieses Phänomen erklären: Streptokokken und andere Erreger finden keinen Nährboden bei Menschen, die sich geistig-seelisch gegen ihn wehren können (siehe auch HR 20 „Aids").

Früher durften Kinder sich durch das Durchmachen der Kinderkrankheiten stärken. Viele ältere Menschen schwelgen in ihren Kindheitserinnerungen gerne von den schönen Zeiten im Krankenbett, vom liebevollen Umsorgtwerden, Geschichten erzählt bekommen und wie Wünsche erfüllt wurden. Heute sieht das im von der Berufswelt bestimmten Familienalltag anders aus. Kinder müssen wie die Erwachsenen schnell wieder fit sein, um in der Schule nichts zu versäumen. Aber durch das ständige Funktionieren-Müssen verpassen sie die Chance, die ganz normalen und heilsamen Entwicklungsphasen im Kindesalter zu durchleben. Gut zu wissen, daß Eltern von kranken Kindern vom Gesetzgeber sogar geschützt werden und in den Krankheitstagen ihres Kindes ein Anrecht auf bezahlte Arbeitstage haben, damit sie ihr krankes Kind zu Hause pflegen können. Auch für die Eltern kann dies eine Auszeit sein, die der ganzen Familie zugute kommt.

Warum Kinder schützen und nicht krank werden lassen?

Die Prophylaxe nach Hahnemann gibt dem Kind die Möglichkeit, geistig, seelisch und körperlich die für seine gesunde Entwicklung notwendigen Lernprozesse zu durchleben, ohne die Krankheit durchzumachen. Bedenken Sie auch, daß Ihr Kind viele Krankheiten „stumm" durchlaufen kann ohne sichtbare Symptome und dadurch sein Immunsystem auf natürliche Weise stärkt. In ähnlicher Weise wirkt die Prophylaxe. In beiden Fällen kann es zu einer ***Titererhöhung*** gegen die jeweilige Krankheit kommen, es muß aber nicht immer der Fall sein.

In jedem Fall wird die Gesundheit Ihres Kindes durch die Prophylaxe aufgebaut. Sie werden möglicherweise einen Entwicklungsschub Ihres Kindes wahrnehmen, was bei den Impfungen wohl kaum jemals beobachtet wurde. Die Selbstheilungskräfte Ihres Kindes werden grundlegend gestärkt und dies wirkt sich bis in die nächste Generation aus.

Die Sorgen mancher Eltern, ihre Kinder könnten durch Mumps als Erwachsene unfruchtbar werden, sind schlichtweg unbegründet. Richtig ist, daß gerade die Impfungen einen wesentlichen Anteil an der zunehmenden Unfruchtbarkeit der Gesamtbevölkerung tragen! Ein wichtiger Grund für viele Menschen in Indien und Afrika ihre Kinder – teilweise sogar mit Gewalt – vor den Impfungen zu schützen. In der Berner Zeitung vom 13.2.2013 war zu lesen, daß Menschen im Norden Nigerias bewaffneten Widerstand gegen Polio impfende Ärzte ausübten.

Wirksamkeitsnachweis von Impfungen steht noch aus

Glücklicherweise gibt es in Deutschland seit langem keinen Impfzwang mehr. Niemand kann zum Impfen gezwungen werden, denn Impfungen sind juristisch gesehen Körperverletzungen.

Aber was tun bei Kinder- und Jugendfreizeiten, wenn die Tetanus Impfung verlangt wird? In der Regel reicht es, wenn Eltern in den Impfpaß schreiben, daß sie die Impfung für ihr Kind nicht wollen. Oder sie legen alternativ den *Prophylaxe-Paß von Surya e.V.* vor, den jeder erhält, der die Prophylaxe bei einem von Surya e.V. ausgebildeten Homöopathen hat durchführen lassen. Weitere Informationen finden Sie auf Seite 60. Auf diese Weise können Sie selbstbewußt und eigenverantwortlich auftreten und dokumentieren, daß Sie sich sehr wohl um den Schutz Ihres Kindes kümmern, wenn Sie mit der Behauptung konfrontiert werden, Ihr Kind stelle eine Ansteckungsgefahr für die geimpften Kinder dar, wie es z.B. Kindern in Waldorfschulen vorgeworfen wird.

Die Entscheidung für die homöopathische Prophylaxe nach Hahnemann fällt Ihnen umso leichter, wenn Sie wissen, daß für die Zulassung von Impfstoffen weniger strenge Vorschriften als für Medikamente bestehen. Impfstoffe dürfen daher Folgendes enthalten: Krebszellen und seit neuestem Krebszellen von Hunden, tierische Zellen und natürlich die Krankheitserreger selbst. Daneben noch Nervengifte wie Quecksilber, Aluminium, Formaldehyd.

In der Homöopathie müssen seit einigen Jahren alle Mittel, die auf tierischen Produkten basieren, autoklaviert, d.h. unter Druck 30 Minuten lang auf 133 °C erhitzt werden, um die Abtötung aller Keime und Prionen (Eiweiße) zu gewährleisten.

Impfstoffe sind von diesen Sicherheitsvorkehrungen ausgenommen und brauchen nicht autoklaviert zu werden.

In der Homöopathie gibt es verschiedene Möglichkeiten des Schutzes vor Infektionskrankheiten, die im Folgenden genau erläutert werden. Da es aber in Deutschland keine Impfpflicht mehr gibt und Impfungen Körperverletzungen sind, kann die Impfung so nicht durchgesetzt werden. Zudem steht bis heute der Beweis der Wirksamkeit der Impfungen aus, wobei der Nachweis der Schädigung tausend, ja sogar hunderttausendfach, gegeben ist.

1. Die miasmatische Behandlung

Der Begriff *miasmatisch* hat in der Homöopathie einen ganz besonderen Stellenwert.

Das Wort *Miasma* existiert in der Medizin seit dem 17. Jahrhundert und erfuhr durch Hahnemann eine tiefgehende Bedeutung bezüglich der Entstehung von Krankheiten. In der Schulmedizin hingegen ist dieser Begriff heute nicht mehr gebräuchlich.

Miasma stammt aus dem Griechischen „miasma", von dem Verb „miainein" abgeleitet und bedeutet Beschmutzung, Verschmutzung. In der Medizin hatte es die Bedeutung „krankmachende Ausdünstung". Hahnemann benutzte den Begriff, um die grundlegenden krankmachenden Ursachen und ihre Auswirkungen, die die Krankheitsrichtungen bestimmen, zu definieren. Er beschrieb die drei Grundmiasmen – *Psora (Krätze), Sykose (Gonorrhoe)* und *Syphilis*. Wir können inzwischen von sieben Grundmiasmen sprechen. Nähere Informationen über den geistigen Hintergrund der Miasmen, mit praktischen Übungen, finden Sie in unserem Buch „Aufbruch ins Bewußtsein".

Definitionen:

- Unter einer *homöopathischen miasmatischen Behandlung* verstehen wir das Angehen der aktiven Miasmen mit den passenden miasmatischen Mitteln, um den Organismus von ihnen zu befreien. Bei einer miasmatischen Behandlung werden die Grundnosoden und wichtigsten miasmatischen Mittel zum passenden Zeitpunkt in immer höheren Potenzen und über einen längeren Zeitraum verabreicht.
- Unter *Konstitution* könnten in der Homöopathie die Auswirkungen der miasmatischen Erbanlagen bei einer Person verstanden

werden. Eine konstitutionelle Behandlung würde dann die ganze Palette von homöopathischen Mitteln benötigen. Nicht alle dieser Mittel gehen jedoch die tiefsten Ursachen an.

Die miasmatische Behandlung ist daher sehr effektiv bei schwerwiegenden gesundheitlichen Problemen. Über einen längeren Zeitraum durchgeführt, fördert sie die Flexibilität des Organismus, so daß er auch bei ihm unbekannten, neuen ansteckenden Krankheiten viel besser ausgestattet ist, um sich zu schützen. Und im Erkrankungsfall sind der Verlauf und die Heilung in der Regel unproblematisch.

So wurde beobachtet, daß Menschen, die in zweiter oder dritter Generation homöopathisch behandelt wurden, selten akut erkranken, oder wenn, dann nur kurz und ohne Komplikationen.

2. Spezifische homöopathische Prophylaxemittel

Über die letzten 25 Jahre haben wir viele Gelegenheiten gehabt, bei unseren Patienten die homöopathischen Schutzmöglichkeiten nach Hahnemann einzusetzen.

Eine große Zahl der Mütter denkt erst dann an einen Schutz, wenn das Kind schon der Krankheit ausgesetzt ist – entweder in der Familie, Schule oder im Kindergarten. In solchen Fällen können wir nur mit dem *Hauptmittel*, nicht mit der *Prophylaxe-Nosode* arbeiten. Da das Hauptmittel nicht so wirksam ist wie die Nosode, erkrankt eine geringe Zahl der mit dem Hauptmittel Geschützen, aber in abgeschwächter Form. Diese Erkrankung ist sanft und schnell mit der Homöopathie heilbar. Wenn dagegen die Nosode als Schutz eingesetzt wird, bricht die Erkrankung sehr selten aus, wenn dann in abgeschwächter Form.

Besonders deutlich ist der Erfolg mit den Nosoden bei schweren gesundheitlichen Gefahren durch eine Infektionskrankheit. Bei einer

Rötelnerkrankung in der Schwangerschaft beispielsweise kann es beim Fötus zur Rötelnembryopathie kommen, die eine lebenslange schwere Behinderung des Kindes zur Folge haben kann. Die Schulmedizin empfiehlt hier einen Schwangerschaftsabbruch, während die Homöopathie mit Hilfe der Nosoden das ungeborene Kind im Mutterleib behandelt und somit eine Behinderung verhindern kann. Auch bei einer Ansteckungsgefahr kann sich die Schwangere mit der Prophylaxe vor Röteln schützen (siehe Seite 82).

Es gibt drei verschiedene Methoden der Prophylaxe:

a. Die Krankheitsnosoden als „homöopathische Prophylaxe"
b. Der Genius epidemicus als aktuelles Epidemie-Mittel
c. Das Hauptmittel als Schutz bei akuter Ansteckungsgefahr

a. Die Krankheitsnosoden als homöopathische Prophylaxe

Diese Methode bietet den sichersten Schutz. Der Schutz kann aber nur durchgeführt werden, wenn sich der Betreffende noch nicht akut mit dem Erreger infiziert hat. Eine weitere Voraussetzung für den erfolgversprechenden Einsatz der spezifischen Nosode ist die völlige Gesundheit des Kindes. Es darf im Moment der homöopathischen Prophylaxe – genauso wie bei einer schulmedizinischen Impfung – an keinem Schub einer schweren chronischen, subakuten oder akuten Krankheit leiden.

Ein Beispiel: Wenn in einer Familie bei einem Kind Scharlach ausgebrochen ist, dürfen die Geschwister nicht mit der *Scharlachnosode (Scarlatinum)* geschützt werden.

Für diesen Fall schützt man mit dem Genius epidemicus oder, wenn er noch nicht bekannt ist, mit dem Hauptmittel.

- Bei einer *Epidemie* ist der Einsatz der Nosode vor allem in den Gegenden möglich, wo sich die Epidemie noch nicht ausgebreitet hat.
- Dort, wo die Epidemie schon herrscht, kann nur denjenigen die Nosode gegeben werden, die sich noch *völlig gesund fühlen.*
- Beim *geringsten Krankheitsgefühl* darf die Nosode nicht mehr gegeben werden, da sonst die Krankheit heftig ausbrechen könnte. Im Zweifelsfall mit dem Hauptmittel schützen.
- Es darf auch nicht homöopathisch geschützt werden, wenn sich das Kind nach großen körperlichen Strapazen *müde, kaputt und zerschlagen fühlt.*
- Am Tag vorher sollte nicht zu üppig gegessen werden.

Hinweis für Therapeuten

Während der Inkubationszeit einer Krankheit kann ganz am Anfang noch die Nosode als Schutz eingesetzt werden. Der Zeitraum hängt von der Länge der Inkubationszeit ab. Um die genaue Zeit berechnen zu können, muß auch der Zeitpunkt der Ansteckung bekannt sein. Die Inkubation besteht aus einer symptomlosen Phase und dem Prodromalstadium, dem Vorstadium, in dem sich die ersten Krankheitszeichen zeigen.

In der symptomlosen Phase kann die Nosode noch gefahrlos eingesetzt werden. Da der Übergang von dieser Phase zum Prodromalstadium schwer eingeschätzt werden kann, sollten Sie den gefahrlosen Zeitpunkt für den Einsatz der Nosode nicht zu knapp berechnen.

Ausgebildete Prophylaxe-Therapeuten beraten Sie gerne

Wenn Sie sich mit der Homöopathie noch nicht so vertraut fühlen, besteht die Möglichkeit, unter Anleitung eines auf diesem Gebiet ausgebildeten Homöopathen, den Schutz durchzuführen. Entsprechende Adressen finden Sie im Anhang dieses Ratgebers oder unter www.lage-roy.de/Praxis. Falls in Ihrer Umgebung kein ausgebildeter Prophylaxe-Homöopath zu finden ist, kann der Schutz auch im Rahmen einer telefonischen Beratung durchgeführt werden (siehe Seite 60 und 98ff).

Durchführung der Prophylaxe

Wenn alle Vorsichtsmaßregeln genauestens beachtet werden und Sie sich etwas in der Homöopathie auskennen, können Sie den homöopathischen Schutz vor Krankheiten selbst durchführen. Die Nosode wird nicht injiziert, sondern oral eingenommen. Das Mittel nimmt Ihr Kind morgens nüchtern ein, vorher den Mund mit klarem Wasser ausspülen. Mit dem Zähneputzen und Essen wartet es danach eine halbe Stunde. Die Kügelchen im Mund zergehen lassen. Das homöopathische Mittel auf Alkohol auf einen Eßlöffel Wasser tropfen.

Wahl der Potenz und Dauer des Schutzes

In der Regel wird die Prophylaxe mit der Potenz C 200 durchgeführt. Sie schützt mindestens ein halbes Jahr gezielt vor der entsprechenden Krankheit. Wir bevorzugen C-Potenzen, wenn sie über der 12. Potenz liegen. Ist nur eine D-Potenz vorhanden, kann sie von gesundheitlich robusteren Kindern genommen werden.

Dosierung der Nosode: *Die Verabreichung soll als Doppelgabe erfolgen, d. h. das Mittel wird innerhalb fünf bis maximal zehn Minuten wiederholt. Jedesmal wird eine Gabe verabreicht, d. h. drei Kügelchen oder drei Tropfen.*

Die Doppelgabe: *Vor Jahren haben wir die Methode der Doppelgabe entwickelt, die sich inzwischen als eine der wirksamsten erwiesen hat. Ein weiterer Vorteil dieser Methode liegt in ihrer Sanftheit. Sensible Patienten können nämlich auf homöopathische Mittel empfindlich reagieren. Bei dieser Verabreichungsform spüren sie nichts Unangenehmes, wenn sie sachgemäß durchgeführt wird. Diese Form des Schutzes bekommt ihnen gut.*

Bei gleichzeitiger homöopathischer Behandlung verlängert sich die Immunität entsprechend des Aufbaues des Immunsystems durch die Homöopathie.

Zeitlicher Abstand

Der Abstand zwischen den verschiedenen prophylaktischen Mittelgaben gegen Kinderkrankheiten sollte mindestens 14 Tage betragen, am besten aber einen Monat.

Methode der sukzessiven Gabe

In unserem Buch „Biowaffen und Homöopathie" haben wir die Methode der sukzessiven Gaben von Nosoden vorgestellt. Hier werden die Potenzen über einen längeren Zeitraum in steigenden Potenzen verabreicht. Diese Methode empfehlen wir bei besonders schwerwiegenden Krankheiten, oder um einen längeren Schutz aufzubauen. Sie ist für die einfachen Kinderkrankheiten nicht notwendig. Ferner wird in diesem Buch die Aufbautherapie der lebenswichtigen Organe ausführlich behandelt, wodurch das Immunsystem besonders gestärkt wird.

Verfügbarkeit der Mittel und Autoklavierung

Seit August 2001 gibt es in zunehmendem Maße Schwierigkeiten bei der Beschaffung der Schutz- oder Prophylaxenosoden.

Ausgelöst durch die BSE-Hysterie müssen alle tierischen Produkte, die für die Herstellung homöopathischer Mittel in der EU und der Schweiz verwendet werden, autoklaviert werden, d. h. bei 133 °C hochdrucksterilisiert. Derselbe tierische Ausgangsstoff braucht dagegen nicht autoklaviert zu werden, wenn er als allopathisches Medikament auf den Markt kommt, z. B. als Impfstoff. Dies ist jedoch genau einer der Gründe, warum die Rate der Nebenwirkungen bei Impfstoffen so hoch ist – die tierischen Ausgangsstoffe können mit jeglichen Krankheiten kontaminiert sein.

Impfstoffe brauchen nicht einmal dann autoklaviert zu werden, wenn sie aus Serum von Rindern hergestellt werden, die aus einem BSE verseuchten Land stammen.

Keinen Sinn macht es, Ausgangsstoffe für homöopathische Mittel zu autoklavieren, denn diese können nicht giftig wirken wie Medikamente, da sie keine Materie enthalten, sondern Energie.

Auf diese Weise müssen über hundert Mittel autoklaviert werden. Dazu zählt *Apis* (die Biene) genauso wie potenzierte Muttermilch (*Lac humanum*). Die logische Schlußfolgerung müßte nun sein, daß Muttermilch für den Säugling hochdrucksterilisiert werden müßte, oder nicht? Interessanterweise muß auch das Antibioticum *Streptomycin* für die homöopathische Zubereitung autoklaviert werden, aber für die allopathische Verwendung in der grobmateriellen toxischen Form nicht! Das gleiche gilt für menschliche oder tierische Krebszellen. Sie brauchen nicht autoklaviert zu werden für die Zucht von Zellnährböden für Impfstoffe, z. B. gegen Röteln. Aber für die Herstellung des homöopathischen Mittels *Carcinosinum*, das nur noch aus reiner Energie ohne die toxische Substanz besteht, müssen sie autoklaviert werden. Das einzige tierische Mittel, das man noch bekommen kann, ist ausgerechnet *Tuberculinum bovinum*. Diese Tuberkulosezellen stammen nämlich vom Rind, dem Tier, das der Auslöser für den (Rinder-)wahnsinn gewesen ist.

b. Der Genius epidemicus als aktuelles Epidemie-Mittel

Das für eine bestimmte Epidemie charakteristische Mittel wird in der Homöopathie als „Genius epidemicus“ bezeichnet, denn bei einer Epidemie entwickelt die Mehrzahl der Erkrankten Symptome eines bestimmten Mittels. Dieses homöopathische Mittel variiert je nach Art der Epidemie von Gegend zu Gegend, von Jahr zu Jahr. Es hängt von vielen Faktoren ab, z. B. vom Klima, von der Jahreszeit, der Wetterlage etc. Der jeweilige „Genius epidemicus“ bietet im Falle einer Epidemie den sichersten Schutz. Er muß durch genaue Beobachtung bei Ausbruch einer Epidemie jedesmal neu festgelegt werden.

Nähere Informationen finden Sie im „Homöopathischen Ratgeber 5 – Grippe, Erkältungskrankheiten – Vorbeugen und behandeln“.

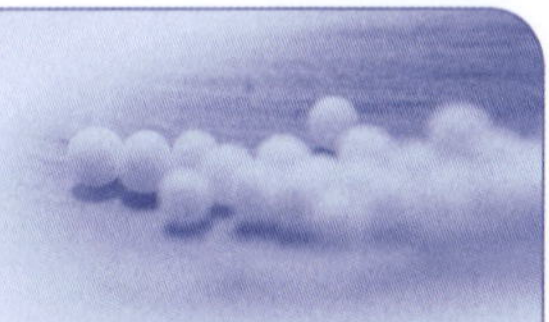

Dosierung des Genius epidemicus
Alle 3 Tage bis einmal wöchentlich eine Gabe in der 200. Potenz reicht als Prophylaxe aus.
Es wird so lange wiederholt, wie Erkrankungsfälle in der Umgebung auftreten.

c. Das Hauptmittel als Schutz bei akuter Ansteckungsgefahr

Da der „Genius epidemicus" am Anfang meist nicht bekannt sein wird, kann man sich, wenn bereits ein Verdacht auf eine Infektion besteht, mit einem Homöopathikum schützen, das den typischen Verlauf der betreffenden Krankheit im Mittelbild hat. Diese Mittel bezeichnet man als „Hauptmittel". Sogenannte Hauptmittel sind u.a.: *Pulsatilla* bei Masern, *Belladonna* bei Scharlach und *Aconit* bei Röteln.

Sie bieten beim Auftreten der Krankheit einen gewissen Schutz. Die Methode setzt aber voraus, daß die Krankheit mehr oder weniger klassisch verläuft. Diese Bedingung ist heute immer weniger gegeben, denn durch die Antibiotika und Impfungen haben sich die klassischen Krankheitsverläufe verändert. Dadurch bietet die altbewährte Standardindikation der Hauptmittel einen immer geringeren Schutz.

Das Hauptmittel ist heute mit Vorsicht zu verabreichen, da nur noch wenige Betroffene die Krankheit in der klassischen Form entwickeln. Ferner treten die Krankheiten nur noch gebietsweise und in einer viel kleineren Anzahl als früher auf, jedenfalls nicht mehr epidemisch. Sollte das Hauptmittel eine ungünstige Reaktion auslösen und die Krankheit verschlimmern, müßte die weitere Behandlung einem eigens darin ausgebildeten erfahrenen Homöopathen überlassen werden.

Dennoch empfiehlt sich der Einsatz der Hauptmittel unter bestimmten Voraussetzungen auch noch heutzutage: Sobald die Krankheit ausgebrochen ist und das Kind ihr ausgesetzt war, darf nur mit dem Hauptmittel vorgebeugt werden, keinesfalls mit der Nosode. Das Hauptmittel sorgt jedoch für einen milderen Verlauf und wendet Komplikationen sowie mögliche Krankheitsfolgen ab. Die Verordnung eines Folgemittels von einem erfahrenen Homöopathen wird hier meist notwenig sein. Ein Beispiel des klassischen Verlaufs steht auf Seite 68.

Dosierung des Hauptmittels
Einmal täglich die 200. Potenz des Hauptmittels einnehmen, solange eine Ansteckungsgefahr besteht.
In der Regel nicht länger als eine Woche.
Wenn das Kind der Krankheit schon ausgesetzt war, empfiehlt es sich, das Mittel in einer niedrigen Potenz zu geben:
– D 6 bei robusten Kindern
– D12 bei schwächeren Kindern
3 x täglich 5 Tropfen mit etwas Wasser drei Tage oder länger, wenn die Gefahr weiterhin besteht.

3. Der homöopathische Prophylaxe-Paß

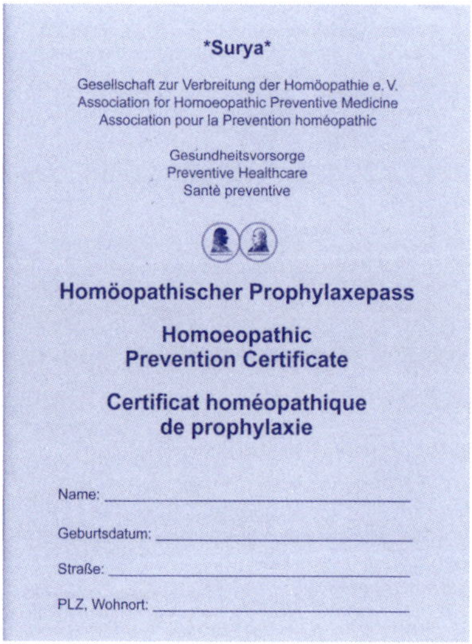
Surya

Gesellschaft zur Verbreitung der Homöopathie e. V.
Association for Homoeopathic Preventive Medicine
Association pour la Prevention homéopathic

Gesundheitsvorsorge
Preventive Healthcare
Santè preventive

Homöopathischer Prophylaxepass

Homoeopathic Prevention Certificate

Certificat homéopathique de prophylaxie

Name: ____________________

Geburtsdatum: ____________________

Straße: ____________________

PLZ, Wohnort: ____________________

Der Prophylaxe-Homöopath (siehe Seite 55) stellt Ihnen diesen Paß aus. Er dient Ihnen zur persönlichen Dokumentation für Sie und Ihre Kinder und zugleich können Sie ihn in Kindergarten, Schule oder Behörde vorlegen und damit überzeugend nachweisen, daß Sie verantwortungsbewußt für ihren Schutz und den Ihrer Kinder gesorgt haben.

Homöopathischer Prophylaxe-Plan zum Schutz vor Kinderkrankheiten

Krankheit	Alter
Keuchhusten	3 Monate
Polio	4 Monate
Hib	ca. 9 Monate
Masern	1 Jahr
Tetanus	15 Monate
Scharlach	18 Monate
Diphtherie	21 Monate
Mumps	24 Monate
Röteln	3 Jahre

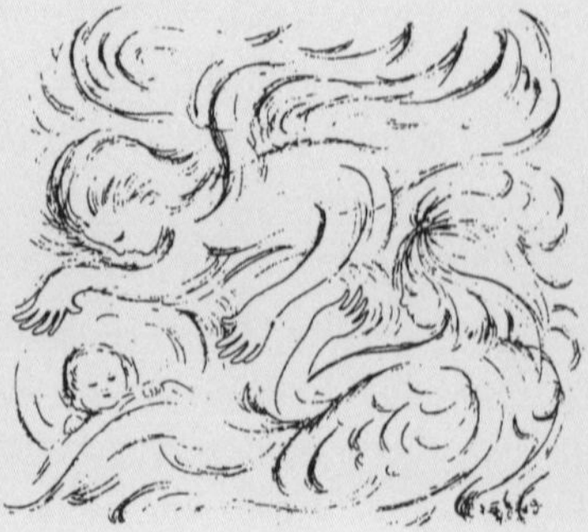

1. Keine Prophylaxen während der Zahnung und bei Wachstumsschüben.
2. Gesunde Säuglinge und Kinder im ersten Lebensjahr sind in der Regel mit den Abwehrstoffen aus der Schwangerschaft und der Muttermilch ausreichend geschützt, außer gegen Keuchhusten.
3. Für Säuglinge ist der Schutz vor Keuchhusten am wichtigsten, da sie an dem Erbrochenem ersticken können.
4. Wenn die Mutter gegen Kinderkrankheiten geimpft wurde, kann sie ihrem Kind keinen Nestschutz mitgeben. Dies läßt sich aber gut mit der Homöopathie nachholen. (Siehe Seite 82 am Beispiel Röteln). Auch in der Stillzeit kann die geimpfte Mutter mithilfe der homöopathischen Prophylaxe einen gewissen Nestschutz für ihr Kind aufbauen.
5. Seit ca. 1970 gibt es keine Kinderlähmung mehr in Deutschland. Die Krankheit kann noch überspringen durch Kinder, die im Ausland die Schluckimpfung erhalten haben.

Chakrablüten Essenzen stärken das Immunsystem

Es ist der tiefe Wunsch aller Eltern, ihr Kind vor Krankheiten zu schützen oder es sicher durch die Krankheit begleiten zu können, um auf diese Weise die Entwicklung ihres Kindes zu fördern.

Doch manchmal ist es nicht so leicht, im Vorfeld zu erkennen, welchen Erreger oder Virus das Kind „ausbrütet", und so kann eventuell das richtige homöopathische Hauptmittel nicht gleich gefunden werden. Die Eltern merken nur an der schlechten Laune, dem fehlenden Appetit und den müden Augen ihres Kindes, daß etwas mit ihm nicht in Ordnung ist. An dieser Stelle können die Chakrablüten Essenzen zum Einsatz kommen. Sie haben bisher schon vielen Menschen geholfen, ihr Immunsystem zu stärken.

Mitte der Neunziger Jahre haben wir die ersten Blütenessenzen entdeckt und ihre Wirkung auf die Chakren festgestellt. Chakren sind Energiezentren in unserem feinstofflichen Körper, über die Körper, Geist und Seele mit kosmischer Nahrung, bzw. Energie versorgt werden. Wenn unsere Chakren blockiert sind, so ist auch die Zufuhr der nährenden Kraft unterbrochen und die Organe und Hormondrüsen, die über die Chakren versorgt werden, leiden, sind geschwächt und können sich nicht mehr so gut gegen Krankheitseinflüße wehren. Durch die Stärkung des jeweiligen Chakras geraten alle Energien, Säfte und Kräfte wieder ins Fließen und in Harmonie, so daß unser Selbstheilungssystem mit krankmachenden Widrigkeiten gut fertig wird.

Die Chakrablüten Essenzen sind eine eigenständige Therapie und eine wertvolle Ergänzung zur Homöopathie. Sie vermögen das Immunsystem über die einzelnen Chakren zu stärken, während die homöopathischen Mittel sehr spezifisch gegen ganz bestimmte Krankheiten eingesetzt werden.

Die Chakrablüten Essenzen werden genauso wie homöopathische Mittel an gesunden Menschen gründlich geprüft und können dann nach der Ausarbeitung der Wirkungsweise der einzelnen Blüte ganz spezifisch bei Menschen, Tieren und Pflanzen eingesetzt werden. Sie werden auf Alkohol- oder Quellwasserbasis hergestellt. Letzteres eignet sich besser für Kinder und Tiere.

Jede Essenz beinhaltet nur eine Blüte. Die Tropfen werden direkt aus der Flasche mit Hilfe einer Tropfpipette auf den Handrücken oder in den Mund getropft. In der Regel genügt ein Tropfen pro Tag. Die Essenz kann wiederholt werden, wenn Ihr Kind nach mehr verlangt, oder sobald Sie spüren, daß die Wirkung nachläßt. Je akuter der Zustand, desto häufiger soll die Essenz wiederholt werden. Manche Menschen brauchen mehr als einen Tropfen pro Einnahme.

Jeder Mensch hat bestimmte Schwachstellen in seiner Seele, seinem Körper, seinem Geist. Sie bedürfen besonderer Zuwendung und müssen gestärkt werden, z.B. wenn „Gefahr“ durch eine Krankheit in Verzug ist. An den Schwachstellen manifestiert sich die jeweilige Krankheit.
Im Folgenden stellen wir hier die abwehrstärkenden Essenzen vor:

Kelch des Lebens (Ackerhornkraut)
Nach der indischen Chakrenlehre liegt das Immunsystem im 2. Chakra, dem Sexualchakra. Dies kann durch die Essenz Kelch des Lebens gestärkt werden. Streß ist einer der größten krankheitsauslösenden Faktoren in unserer Gesellschaft – inzwischen auch schon für Kinder. Wenn wir unsere innere Gewißheit verloren haben, werden wir umtriebig und können uns leicht mit Erkrankungen der Lunge oder der Verdauungsorgane anstecken.

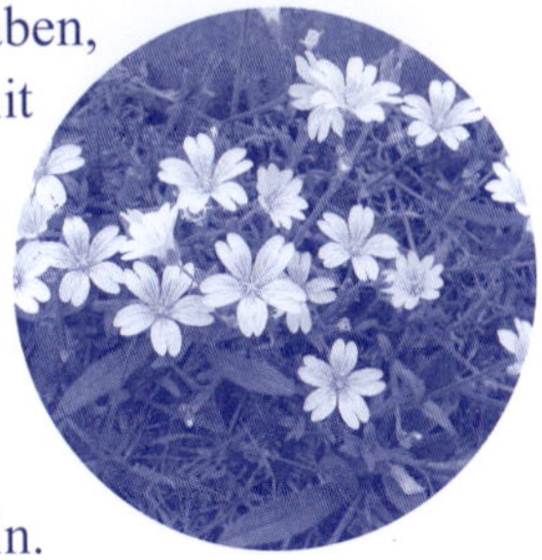

Hier kann der Kelch des Lebens das gesamte Immunsystem stärken und bei sich lange hinziehenden Krankheiten hilfreich sein. Auch bei hohem Fieber kann die Essenz von Nutzen sein.

Dosierung
Wenn eine ansteckende Kinderkrankheit in Ihrer Umgebung auftritt, so können Sie das Immunsystem Ihres Kindes mit täglich 1 – 3 Gaben der Essenz von jeweils 1 – 2 Tropfen stärken.

Leberchakra Essenz (Rotviolette Distel)
Kinder mit einer geschwächten Leber sind oft anfällig für ansteckende Krankheiten, weil ihre Leber nicht richtig entgiftet. Sollte beispielsweise Ihr Kind plötzlich einen schlechten Mundgeruch entwickeln und eine unausstehliche Laune haben, so könnte sich auf dieser Basis der Disharmonie ein Infekt anbahnen. Auch Ärger kann schwächend wirken und Ansteckungen fördern ebenso wie Nahrungsmittelvergiftungen oder ungesunde Kost (Fast Food, unregelmäßige Mahlzeiten).

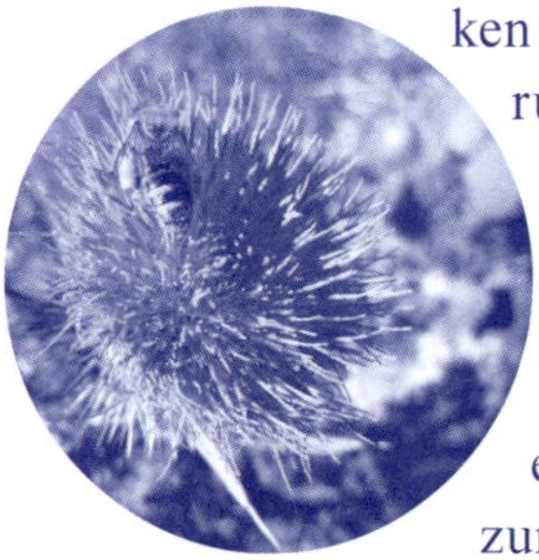

Hier hat sich die Leberchakra Essenz schon sehr oft als hilfreich erwiesen. Sie fördert die Entgiftungsfunktion der Leber und bietet dem Ärger ein Ventil, so daß Ihr Kind wieder zu guter Laune zurückfindet. Dosierung wie oben.

Solarplexus Essenz (Kohllauch)
Diese Essenz ist besonders im Sommer angezeigt für Kinder, die mit Sonne und Hitze nicht zurechtkommen. Sie neigen zu Durchfallerkrankungen oder reagieren bei den klassischen Kinderkrankheiten mit heftigem Durchfall. Häufig wissen sie nicht, welche Lebensmittel ihnen gut tun und welche ihnen schaden. Auch reagieren sie bei emotionalen Frustrationen mit Magenbeschwerden, Appetitlosigkeit oder verdrängen ihren seelischen Kummer durch unkontrolliertes Eßverhalten.

Die Solarplexus Essenz wirkt auf das Sonnengeflecht, das größte Nervenzentrum unseres Körpers, und führt zu einem harmonischen Verhältnis mit Hitze und Sonne. Außerdem beruhigt sie Magen und Darm.

Dosierung
1 – 3 mal täglich 1 Tropfen vor dem Essen einnehmen.

Moorfee Essenz (Sumpfdotterblume)

In den letzten Jahren hat sich die Moorfee Essenz neben ihrer Wirkung gegen stechende Insekten als sehr wichtig herausgestellt, wenn das

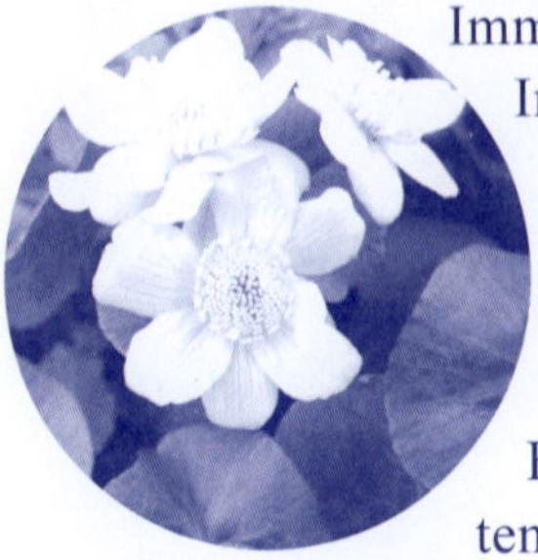

Immunsystem durch Impfungen überlastet ist. Jede Impfung, besonders die Mehrfachimpfung, stellt einen enormen Streß für das empfindliche Immunsystem eines Babys und Kleinkindes dar. Vor allem mit der Moorfee Essenz und **Moorfee Salbe** haben wir seit 2011 erstaunliche Erfolge bei Hunderten von Betroffenen beobachten dürfen. Die Moorfee Salbe kann – auf die Impfeinstichstelle aufgetragen – als Test dienen, um festzustellen, ob sich Impfbelastungen, verstärkt durch giftige Zusatzstoffe, im Körper befinden und wie sie sich ausgewirkt haben.

Wenn das Immunsystem von den Impffolgen befreit ist, wird Ihr Kind widerstandsfähiger. Allerdings kann sich dieser Prozeß über einige Jahre erstrecken. Reaktionen auf die Moorfee Salbe können sich sofort oder erst nach einigen Tagen zeigen (siehe SURYA 2, 16, 23, 24, 25, 26, 27, 29, 30, 31, 32 und 33, Moorfee-Test und 25, Moorfee-Studie).

Dosierung
Die **Moorfee Salbe** morgens und abends auf die Impfeinstichstellen auftragen, zusätzlich die **Moorfee Essenz** 2 x täglich innerlich einnehmen.

Die Prophylaxe vor Kinderkrankheiten

Scharlach

Man kann wohl mit Recht behaupten, daß der Scharlach von den noch existierenden Kinderkrankheiten am häufigsten auftritt. Man liest nur deswegen so wenig in den Medien über ihn, weil es gegen ihn keine Impfung gibt.

Auf die Scharlachimpfung wird heute aus folgenden Gründen verzichtet:

1. Sie ruft bei 10 – 50 % der Geimpften schwere, lokale und allgemeine Reaktionen hervor.
2. Sie schützt nicht.
3. Sie wirkt angeblich nur 10 – 12 Jahre (zahlreiche Studien und Statistiken zeigen aber, daß in Wirklichkeit keine Impfung schützt).

Beispiel eines Impfschadens aus der Literatur:
Elisabeth Haich beschreibt in ihrem Buch „Einweihung" (Drei Eichen Verlag), wie sie fast an einer Scharlachimpfung gestorben wäre, die ein Arzt ihr unter dem Vorwand gegeben hatte, sie könnte sonst ihr Kind, das an Scharlach erkrankt war, nicht zu sich nehmen.

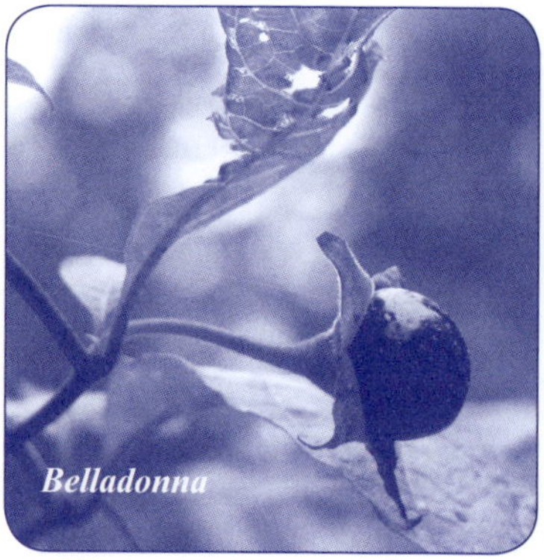
Belladonna

Betroffener Personenkreis

Scharlach tritt meist bei Kindern zwischen dem zweiten und zehnten Lebensjahr auf. Säuglinge sind gegen Scharlach immun, selbst wenn sie von einer scharlachkranken Mutter gestillt werden. Die Infektion mit dem Scharlacherreger hängt wesentlich von der Empfangsbereitschaft des Organismus ab. Manche Kinder stecken sich einfach nicht an.

Bei Scharlach muß es nicht unbedingt zum Hautausschlag kommen, es kann auch nur eine Angina entstehen, manchmal verläuft die Krankheit stumm, d. h. symptomlos. Bei ungünstigem Verlauf kann es zu folgenden Komplikationen kommen: akutem Gelenkrheumatismus, Nierenerkrankungen oder eitriger Mittelohrentzündung.

Manche Schulmediziner geben bei Scharlach, ja sogar beim geringsten Verdacht, sofort ein Antibiotikum, z.B. Penicillin, und raten diese „Roßkur" auch den noch nicht erkrankten Familienmitgliedern als Prophylaxe. Nach der Penicillinbehandlung ist die Gefahr von Rezidiven (Rückfällen) groß, die wiederum mit Penicillin behandelt werden. Uns sind Fälle bekannt, wo es bis zu neun Rezidiven gekommen ist. Sobald das Kind homöopathisch behandelt wurde, konnte der Scharlach endgültig ausgeheilt werden und verschwand für immer. Antibiotika wirken sich (wie es der Name anti = gegen, bios = Leben – „gegen das Leben gerichtet" deutlich ausdrückt) nachteilig auf die Vitalität des Organismus aus und bilden schon als Medikament an sich eine Blokkade für die homöopathische Behandlung. Außerdem hemmt und verzögert der nicht zum Ausbruch gekommene Scharlach die geistig-seelische Entwicklung des Kindes.

Prophylaxe vor Scharlach

Der sicherste Schutz ist durch die rechtzeitige Prophylaxe mit der Nosode gegeben, allerdings muß die Nosode *Scarlatinum* vor dem Kontakt mit einem Scharlachkranken gegeben werden.

An zweiter Stelle folgt der Schutz durch den Genius epidemicus. Das frühzeitige Erkennen desselben ist aber in der Praxis häufig problematisch. Bei Ausbruch einer Scharlachepidemie, wenn der Genius epidemicus noch nicht bekannt ist, bietet *Belladonna* als das Hauptmittel einen gewissen Schutz. Dadurch wird Scharlach in vielen Fällen in sehr abgeschwächter Form durchgemacht. Es erscheinen nur harmlose Symptome, z. B. die typische Himbeerzunge oder die Scharlachmaske, eventuell leichtes Fieber. Diese Symptome verschwinden viel schneller als gewöhnlich, und das Allgemeinbefinden wird kaum oder nur kurz beeinträchtigt.

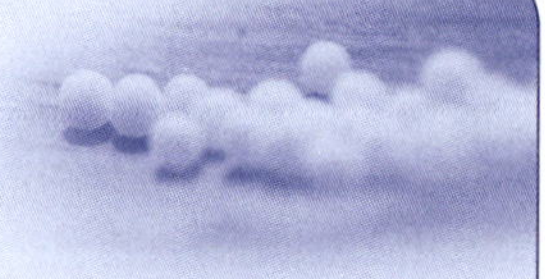

Homöopathische Scharlachprophylaxe
Scarlatinum *(Scharlachnosode) C 200*
eine Doppelgabe bietet für ein
halbes Jahr Schutz.
3 Globuli oder Tropfen einnehmen und nach 5 Minuten wiederholen.

Homöopathischer Schutz bei akuter Ansteckungsgefahr
Belladonna *C 200, 1 x 2 Tropfen oder Globuli,*
solange die Epidemie anhält.

Homöopathische Behandlung bei Scharlach siehe „Homöopathischer Ratgeber 10 – Die klassischen Kinderkrankheiten“ aus dem Lage & Roy Verlag.

Symptome des klassischen Scharlach

Nach dem Prodromalstadium entwickelt sich schnell der typische scharlachrote Ausschlag und hohes Fieber. Mit der Zeit wird der Ausschlag noch röter, glatter und leuchtender. Blutandrang zum Kopf entsteht, wobei die Symptome einer Gehirnentzündung ähneln, aber sie sind von flüchtigerer Natur. Die Müdigkeit und Benommenheit (Sopor) sind nicht so tief wie bei Gehirnentzündung, so daß mit dem kranken Kind vernünftig geredet werden kann. Es kommt zu einer hochroten Entzündung des Mund- und Rachenbereiches, die das Schlucken hochgradig schmerzhaft gestalten kann. Die Zunge ist besonders vorne scharlachrot oder entwickelt sich zur klassischen Himbeerzunge. *Nur zu dieser klassischen Verlaufsform, die jedoch auch sehr milde verlaufen kann, paßt Belladonna als Schutz- oder Heilmittel.*

Die Krankheit wird erst dann gefährlich, wenn sich der Ausschlag nicht richtig entwickelt, nach innen schlägt und die Organe angreift. Die bösartige Form kann sich auch gleich zu Beginn an den Organen manifestieren. Andere ungewöhnliche Verläufe entsprechen nicht dem klassischen Scharlach. Für sie ist Belladonna nicht im geringsten angezeigt; *es kann sogar eine negative Reaktion auslösen.*

Keuchhusten

Auch Keuchhusten hat nicht mehr die Gefährlichkeit von früher. Aber bei Säuglingen ist die Krankheit immer noch gefürchtet, denn die Muttermilch enthält gegen Keuchhusten keine Antikörper wie gegen die übrigen Kinderkrankheiten.

In dem Buch „DPT – Ein Schuß ins Dunkle" von *Coulter und Fisher* werden folgende Zahlenverhältnisse angegeben. Es treten durchschnittlich pro Jahr in den USA 34.048 Keuchhustenfälle auf, die in zehn Fällen tödlich verlaufen und in drei Fällen zu Langzeitschäden führen. Im Vergleich dazu kam es bei 35.000 Kindern zu krankhaften Reaktionen auf die Impfungen. Die Dunkelziffer dieser Zahl liegt wesentlich höher, denn nicht alle Ärzte bringen Krankheiten im Anschluß an eine Impfung mit dieser in Zusammenhang. Von diesen 35.000 geimpften Kindern starben 943 – langzeitgeschädigt sind 11.666.

Hier sehen wir, daß die Impfung erstens nicht schützt, weil trotzdem 34.048 Kinder jedes Jahr an Keuchhusten erkranken, und zweitens kommen Todesfälle nach Impfungen fast 100 mal häufiger als nach Keuchhusten vor.

Kinder, die gegen Keuchhusten geimpft werden, sind einem fast 4.000 mal höheren Risiko ausgesetzt, Langzeitschäden durch die Impfung davonzutragen als ungeimpfte durch Keuchhusten selbst.

*Folgen der Keuchhustenimpfung**

	Krankheitsfälle	Todesfälle	Lanzeitschäden
Keuchhusten	34.048	10	3
Keuchhustenimpfung	35.000	943	11.666

** H.L. Coulter und B.L. Fisher „DPT – Ein Schuß ins Dunkle", Barthel & Barthel Verlag, Berg 1991*

Die Keuchhustenimpfung zählt neben Pocken, Polio und Tbc zu den gefährlichsten Impfungen. Seitdem es den neuen, genmanipulierten Impfstoff gibt, ist das Risiko ungleich größer geworden, da Ärzte und Eltern in einer falschen Sicherheit gewiegt werden, die Impfung sei völlig harmlos und es könne selbst in eine akute Erkrankung hineingeimpft werden. Allein durch dieses fahrlässige Verhalten hat sich die Anzahl der Keuchhustenimpfschäden in unserer Praxis deutlich erhöht. Wir gehen deshalb hier ausführlich auf die Kontraindikationen ein.

Die Folgen einer Pertussis-(Keuchhusten)Impfung sind besonders gravierend, wenn folgende Krankheiten in der Familiengeschichte auftauchen:

- Epilepsie, im weitesten Sinn alle neurologischen Krankheiten
- Allergien, besonders Milchunverträglichkeit
- rheumatische Herzerkrankungen
- Migräne
- Diabetes
- Neurodermitis und Tuberkulose

Akute Folgen

Lokale Hautreaktionen:

- Schmerzen, Röte, Wundheit, Schwellung

Allgemeine Reaktionen:

- Fieber, Erbrechen, Durchfall, Fließschnupfen, Husten, Ohrenentzündung,
- Cri encephalique (plötzliche Schreianfälle in den höchsten Tönen, die stunden- oder sogar tagelang anhalten können) und Weinanfälle, die durch Trost nicht zu beeinflussen sind. In manchen Fällen treten diese Schreianfälle phasenweise monatelang auf.

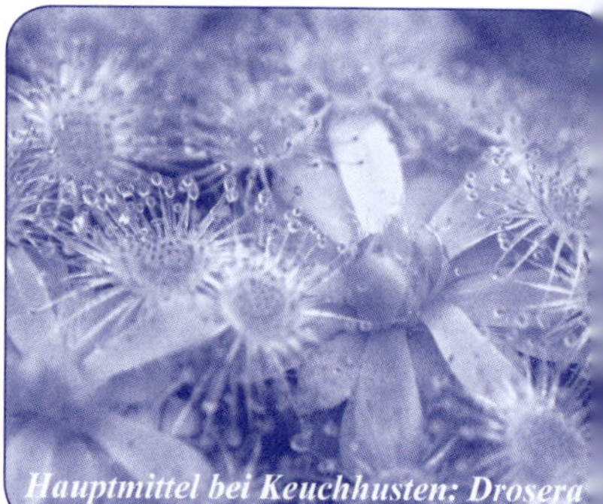

Hauptmittel bei Keuchhusten: Drosera

- Anhaltende Angstzustände können als Folge dieser Schreianfälle zurückbleiben.
- Kollaps
- exzessives Schlafbedürfnis
- Krämpfe, Epilepsie, Verlust der Muskelkontrolle (Diskoordination), Gehirnentzündung
- Thrombozytopenie
- hämolytische Anämie
- Diabetes, Hypoglykämie
- Tod sofort nach der Impfung. Gewiß könnten viele Fälle des plötzlichen Kindstodes, der im zweiten bis vierten Lebensmonat auftritt, als Folge der Impfung erklärt werden. Sie werden aber nicht statistisch erfaßt.

Spätfolgen

Viele der akuten Folgen können zu Dauerschäden führen. Starke neurologische Schäden kommen sehr häufig vor; ungefähr zwei Drittel der Kinder, die akute neurologische Reaktionen hatten, erleiden bleibende Schäden. Diese sind u.a.:

- Epilepsie
- halbseitige Lähmungen
- Blindheit
- geistige Behinderung
- Verhaltensstörungen
- Autismus
- Umkehrung des Schlaf-Wach-Rhythmus
- Hyperaktivitätssyndrom, Lernschwäche
- Allergien und Hypersensibilität
- Erkältungsanfälligkeit
- Lungenschwäche
- ADHS

Die Zahl der Kinder, die subtilere und nicht so stark ausgeprägte Schäden bekommen, kann gar nicht aufgeführt werden, da diese Beeinträchtigungen oft schwer als Impffolge nachgewiesen werden können.

Wir haben beobachtet, daß durch die Impfung die Anfälligkeit für Bronchitis und Erkältungskrankheiten steigt, da das tuberkulinische Miasma aktiviert wird.

Fazit:
Dem abwehrschwachen Kind, dem die Impfung helfen soll, schadet sie, und das gesunde Kind braucht sie nicht.

Homöopathische Keuchhustenprophylaxe

- ***Pertussinum C 200*** *in der Doppelgabe*

Homöopathischer Schutz bei akuter Ansteckungsgefahr

- ***Drosera C 200*** *(Sonnentau) 1 x täglich, solange die Epidemie anhält.*

Homöopathische Behandlung von Keuchhusten siehe „Homöopathischer Ratgeber 10 – Die klassischen Kinderkrankheiten“, zur Vertiefung s. „Homöopathischer Ratgeber 15 – Impfbedingte Erkrankungen erkennen und behandeln“ aus dem Lage & Roy Verlag.

Diphtherie

Diese Krankheit scheint nahezu ausgestorben zu sein. 1985 hat es in ganz Deutschland gerade noch vier Diphtheriefälle gegeben. Laut Dr. Buchwald ist es absurd, wenn heute gegen eine Krankheit routinemäßig geimpft wird, die praktisch nicht mehr existiert. Als Folge der Impfung hat er Lähmungen der unteren Körperhälfte und Hirnschäden beobachtet.

Titererhöhung nach *Diphtherinum* (Diphtherie Nosode)

Der Schick-Test ist eine intracutane Probe zur Feststellung von Diphtherie-Antitoxinen; dies wird als Kriterium für die Diphtherieempfänglichkeit und als Notwendigkeit eines Schutzes angesehen.

Der französische Homöopath *Dr. Paul Chavanon* machte über viele Jahre bei Tieren Versuche mit *Diphtherinum* als Prophylaxe. Er fand heraus, daß eine Gabe in der 4000. Potenz über 1 ½ Jahre einen negativen Schick Test produzierte. Durch zwei Dosen derselben Potenz, die innerhalb 24 Stunden gegeben wurden, konnte die Antikörperbildung auf 2 ½ Jahre verlängert werden. Drei Dosen, die innerhalb von drei Tagen gegeben wurden, ergaben für 3 ½ Jahre einen negativen Schick-Test. Eine Dosis der 8000. Potenz produzierte einen negativen Schick-Test für 4 ½ Jahre, die 9000. Potenz für 8 Jahre.*

Auch der berühmte Homöopath *Allen* berichtet von seiner 25jährigen Erfahrung mit *Diphtherinum* als überzeugende Prophylaxe.*

Margaret Lucy Tyler schreibt, daß *Diphtherinum* im London Homoeopathic Hospital über drei Jahre lang dem Personal und Patienten, die der Seuche ausgesetzt waren, mit absolutem Erfolg verabreicht wurde.

---

* *Othon-André: „Materia medica der Nosoden", Haug Verlag 1960*

Homöopathische Diphtherieprophylaxe
- ***Diphtherinum C 200*** *als Doppelgabe*

Homöopathischer Schutz bei akuter Ansteckungsgefahr
- ***Mercurius cyanatus C 200*** *einmal täglich, solange die Epidemie anhält.*

Forschungen mit *Diphtherinum* im 1. Weltkrieg

Die englische homöopathische Ärztin *Dr. Dorothy Shepherd* schreibt in ihrem Buch „More Magic of the Minimum Dose" über Impfprobleme, dargestellt am Beispiel der Diphtherieimpfung. Dr. Shepherd setzte mit Erfolg *Diphtherinum C 200* als Schutz vor Diphtherie in der Zeit des ersten Weltkrieges ein, als es noch schwere Verläufe und flächendeckende Epidemien von Diphtherie gab. Ihr wurde kein Mißerfolg bekannt. Es kam auch zu keiner der Reaktionen, die man von der allopathischen Impfung gewohnt war.

In ihrem Buch führt Dr. Shepherd die Argumente der Impfbefürworter auf und nimmt ausführlich dazu Stellung:

Impffolgen im 1. Weltkrieg

1. *Hypothese: Die Impfung habe dazu geführt, daß die Todesrate bei Diphtherie-Erkrankungen erheblich gesunken sei.*
   Die Autorin hält dem entgegen, daß die Diphtherie gerade ein Stadium niedriger Virulenz erreichte, als die Impfung in England eingeführt wurde. Daher brachte man das Sinken der Sterberate fälschlicherweise mit der Impfung in Zusammenhang. Frau Dr. Shepherd beobachtete auch, daß nach der Impfung die Rate der Diphtherie-Erkrankungen anstieg.
2. *Hypothese: Immunisierung böte einen Schutz vor Diphtherie. Im Falle einer Erkrankung werde sie mild verlaufen.*
   Hier führt Dr. Shepherd an, daß 3.000 Fälle bekannt seien, in denen der Impfschutz versagte, davon 50 Todesfälle. Geimpfte Kinder

waren in den ersten sechs Monaten nach der Impfung nicht nur anfälliger für Diphtherie, sondern es wurden auch etliche von ihnen zu Überträgern der Krankheit und damit eine Gefahr für andere.

3. *Hypothese: Impfung mache einem Kind nicht das Geringste aus.*
Zu den bekannten Reaktionen auf die Diphtherieimpfung gehörten: Schmerzen, Schwellung, Übelkeit, Unbehagen, Temperaturerhöhung und für einige Tage ein allgemeines Krankheitsempfinden. Als Spätreaktion, die häufig nicht damit in Zusammenhang gebracht wurde, beobachtete Shepherd: Gewichtsverlust, allgemeine Kraftlosigkeit, Schwäche und andere Komplikationen.
Sie erwähnt eine Impfaktion gegen TB, bei der es in fast allen Fällen zum Ausbruch von Tuberkulose kam.
Bei ihrer Arbeit in der Klinik hatte sie Gelegenheit, Kinder vor und nach der Impfung zu sehen. Ihrer Beobachtung nach waren die geimpften Kinder in ihrer allgemeinen Entwicklung gehemmt und zeigten eine erhöhte Krankheitsanfälligkeit. Ein Mädchen hörte nach der Impfung ganz auf zu wachsen. Es hatte so offensichtlich einen Impfschaden, daß alle Eltern aus seiner Nachbarschaft sich auf Jahre weigerten, ihre Kinder impfen zu lassen.

4. *Hypothese: Impfung schütze vor Diphtherie.*
Dr. Shepherd führt an, daß es bezüglich der Art des Impfstoffs, der Dosis und Dauer der Immunität kein einheitliches Konzept zur Durchführung der Impfung gäbe. Das von Tieren gewonnene Impfserum stehe nicht im Einklang mit menschlichem Serum. Sie erklärt das anhand der unterschiedlichen Schwingungen, die verschiedene Lebewesen und ihre Zellen haben. Bringt man bei der Impfung die sehr unterschiedlichen Schwingungen zusammen, so kann es zum Schock kommen: Absinken des Blutdrucks, Schwäche, Kollaps, in manchen Fällen plötzlicher Tod. Vor allem bei wiederholten Impfungen riskiert der Arzt, einen Schock auszulösen.

*Der allopathischen Impfung, die sie vom humanen, medizinischen und ethischen Standpunkt aus nicht vertreten kann, stellt Dr. Shepherd die **homöopathische Prophylaxe mit Nosoden** gegenüber. Sie warnt vor dem Einsatz zu niedriger Potenzen; diese reproduzieren nur die Krankheit, während die **hohen Potenzen, in großen Intervallen gegeben, Immunität bewirken**.*

Abschließend erwähnt die Autorin die Wichtigkeit einer vollwertigen, laktovegetabilen Ernährung, die die Widerstandsfähigkeit des Körpers gegen Krankheitserreger unterstützt.

Polio

Auch der Kinderlähmungsvirus existiert heute praktisch nicht mehr in seiner Wildform. Seit 1981 hat es in Deutschland keinen Poliofall mehr gegeben. Die einzige Gefahr, die heute besteht, geht von der Polioimpfung aus. Geimpfte können Impfpolio bekommen, sie können aber auch den Virus bis zu sechs Wochen in sich tragen und sind in dieser Zeit eine Ansteckungsquelle für ihre Mitmenschen. Immer wieder kommt es vor, daß Eltern von geimpften Kindern über diese Gefahr nicht genügend aufgeklärt werden und ihr Umfeld gefährden. In einem Fall mußte eine Kinderärztin 100.000 DM Strafe zahlen, weil ein von ihr geimpftes Kind seinen Onkel mit Kinderlähmung angesteckt hatte.

Sobald die Polioimpfschäden wieder einmal Überhand nehmen, wird ein Impfstoff durch den nächsten abgelöst, der dann als sicherer angepriesen wird. Begonnen hatte alles mit dem Totimpfstoff von Sabin, der injiziert wird. Dieser wurde aufgrund der großen Nebenwirkungen bald von der Schluckimpfung nach Salk mit lebenden Erregern ersetzt. Diese Impfung wurde uns jahrelang als harmlos verkauft, bis sie plötzlich wegen ihrer Gefährlichkeit wieder durch den Sabin-Impfstoff ersetzt wurde, dessen Risiken man in der Zwischenzeit vergessen und verdrängt hatte. Die Schluckimpfung wird zwar in Deutschland nicht mehr empfohlen, ist aber auch noch nicht verboten. Trotz ihrer Gefährlichkeit wird die Impfung mit dem Lebendimpfstoff in vielen anderen Ländern noch flächendeckend durchgeführt.

Homöopathische Polioprophylaxe
Polionosode C 200 *in der Doppelgabe*
Für Menschen, die Kontakt zu frisch Geimpften mit dem Lebendimpfstoff haben, empfiehlt sich die Prophylaxe, z.B. für Familienangehörige, Kinderpflegerinnen, Krippenerzieherinnen, Tagesmütter.

Homöopathischer Schutz bei akuter Ansteckungsgefahr
Lathyrus sativus C 200 *wirkt in wöchentlichen Gaben als sehr zuverlässiges Prophylaktikum bei Polioepidemien.*

Die Samen der giftigen Kichererbse Lathyrus sativus werden manchmal in Indien versehentlich gegessen oder absichtlich unter hochwertige teure Hülsenfrüchte gemischt, da sie denen einer eßbaren Hülsenfruchtart sehr ähneln. Es kommt zu schweren Vergiftungen, wobei die Überlebenden Lähmungen bekommen, die der Kinderlähmung zum Verwechseln ähnlich sind. Aufgrund des Ähnlichkeitsprinzips kann man diese Pflanze für die homöopathische Prophylaxe und für die Behandlung von Kinderlähmung verwenden. (Siehe auch „HR 15 – Impffolgen erkennen und behandeln“.)

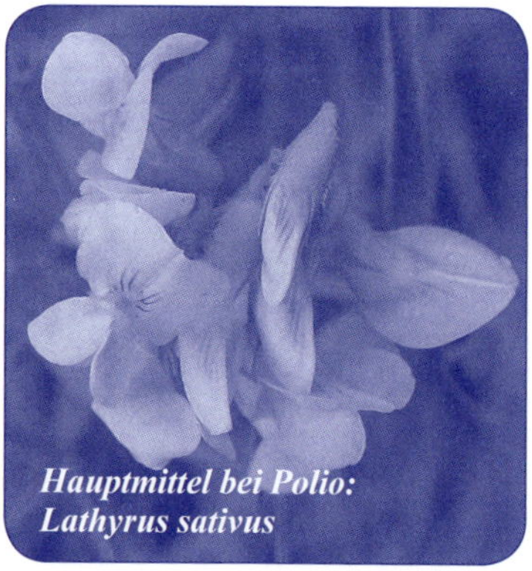

Hauptmittel bei Polio: Lathyrus sativus

D.M. Foubister schreibt, daß er selbst und viele ihm bekannte Homöopathen erfolgreich *Lathyrus sativus* über 40 Jahre als Prophylaxe vor Polio eingesetzt haben*.

Nach *Arthur Grimmer* blieben Tausende von Menschen, die der Infektion ausgesetzt waren, während einer 30jährigen Beobachtungszeit durch *Lathyrus sativus* vor Polio verschont. Selbst wenn es doch einmal zum Ausbruch der Krankheit kommen sollte, verläuft diese sehr mild – ohne bleibende Lähmungen. Grimmer berichtet darüber hinaus von nahezu 100 % klinischen Erfolgen mit *Lathyrus* bei der Behandlung von Kinderlähmung.*

** Dr. P. Sankaran „Prophylactics in Homoeopathy“, The Homoeopathic Medical Publishers, 1969, Bombay*

Masern und Mumps

Die Masernimpfung wird häufig als Masern-Mumps-Röteln-Impfung propagiert. In den USA errechnete man, daß die Masernausbreitung 1982 den Nullpunkt erreicht haben müßte. Wegen der Impfung steigt aber die Masernrate seit 1983 wieder an. Die Hälfte der Erkrankten sind geimpft! (Dr. Buchwald „Das Geschäft mit der Angst")

Impfschäden durch die MMR-Impfung

- Störungen des Zentralnervensystems
- Gehirnhautentzündung
- Empfänglichkeit für Keuchhusten
- Tuberkulose und Windpocken nehmen zu.

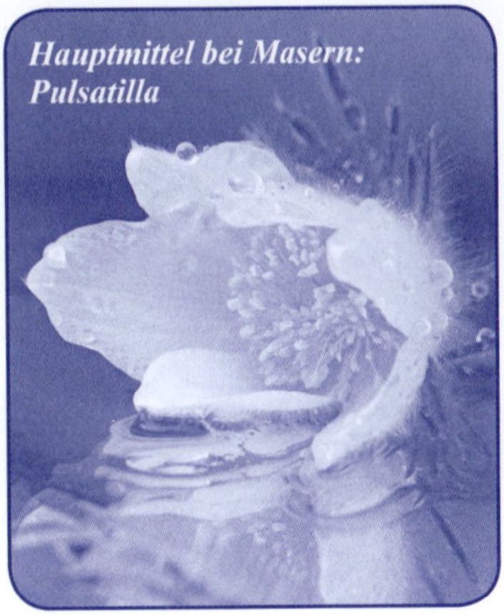

Hauptmittel bei Masern: Pulsatilla

Masern und Mumps verlaufen heute harmlos und sind homöopathisch so gut behandelbar, daß ein Schutz nicht unbedingt anzuraten ist.

Außerdem machen die Kinder durch die Krankheit eine wichtige Entwicklung durch, bei der ihr Immunsystem gestärkt wird. Besonders beim Masernausschlag mit anschließender Abschuppung liegt der Vergleich mit einer Häutung auch auf geistig-seelischem Gebiet nahe.

T. Rønne kommt in einer Studie in „The Lancet" zu dem Schluß, daß Erwachsene nach Masern wesentlich seltener an degenerativen Leiden des Knochensystems, Autoimmunerkrankungen und gewissen Tumoren erkranken.

Homöopathische Masernprophylaxe
Morbillinum *C oder D 200 in der Doppelgabe*

Homöopathischer Schutz bei akuter Ansteckungsgefahr
Pulsatilla *ist das Hauptmittel. Täglich eine Gabe in der C 200, solange die Epidemie andauert.*

Homöopathische Mumpsprophylaxe
Parotidinum *(Parotitisnosode) in der 200. Potenz in der Doppelgabe*

Homöopathischer Schutz bei akuter Ansteckungsgefahr
Pilocarpin C 200*, einmal täglich eine Gabe, solange die Epidemie anhält.*

Röteln

Da Röteln für Kinder harmlos sind, erübrigt sich die Impfung für Jungen. Jungen werden aber trotzdem häufig geimpft, ohne daß die Mütter vorher informiert werden. Denn die Röteln-Impfung ist im MMR-Impfstoff enthalten. Röteln sind gefährlich für den Embryo. Innerhalb der ersten vier Monate drohen dem Embryo Infektionen, die später zu Blindheit, Taubheit, Herzfehlern, geistiger Behinderung, Leberentzündung und Tod führen können.

Eine Schwangere, die nicht Röteln gehabt hat, kann ihr Ungeborenes nicht schulmedizinisch, wohl aber homöopathisch gegen Röteln schützen.

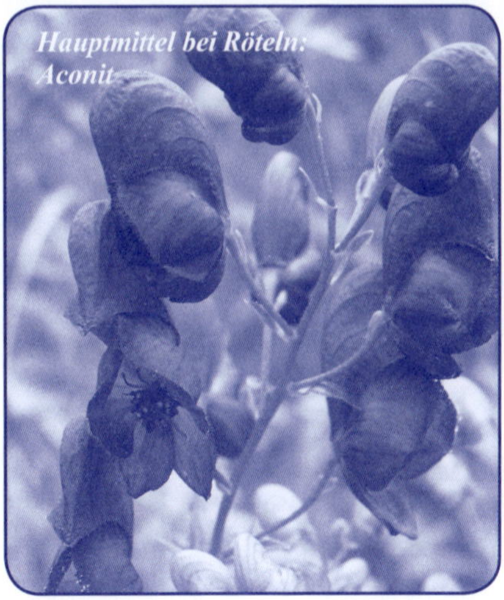

Hauptmittel bei Röteln: Aconit

Eine unserer Patientinnen hatte im dritten Schwangerschaftsmonat Kontakt zu einem an Röteln erkrankten Kind. Sie hatte große Angst, daß Ihr Kind behindert sein könnte und bat uns um Schutz für den Embryo. Wir behandelten sie mit Rubeolinum wie auf S. 82 beschrieben. Sie gebar nach einer problemlos verlaufenden und angstfreien Schwangerschaft ein gesundes Kind.

Man kann an Röteln öfter erkranken, deswegen bietet die normale Impfung keinen sicheren Schutz vor Röteln. Es ist erwiesen, daß im Kindesalter geimpfte Frauen im gebärfähigen Alter gleich häufig erkranken wie ungeimpfte Frauen *(s. Dr. Buchwald „Impfen – Das Geschäft mit der Angst“, S. 76).*

Impfschäden und Folgen
- Akutfolgen: Rheuma und Arthritis
- Spätfolgen: Leber- und Herzerkrankungen, Rheuma, Arthrose

Röteln sind, außer für Schwangere, eine harmlose Infektionskrankheit und werden oft stumm durchgemacht. Wir raten trotzdem zu einer homöopathischen Prophylaxe für Mädchen. Am besten ist es, die Krankheit durchzumachen.

Rötelnschutz für Schwangere
Hier ist die Prophylaxe sehr wichtig!

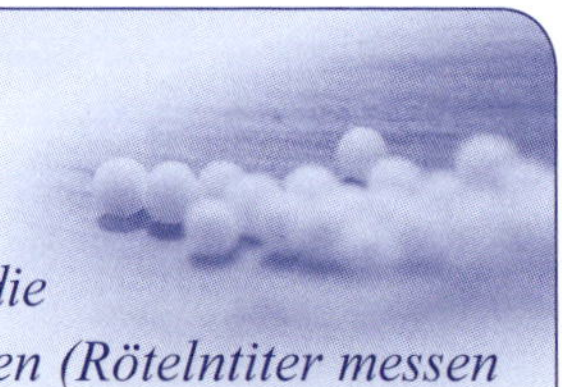

- *Für Frauen vor einer Schwangerschaft, die noch nicht die Röteln durchgemacht haben (Rötelntiter messen lassen!)* ***Rubeolinum C 200*** *(= Rötelnnosode), zweimal als Doppelgabe innerhalb eines Jahres.*

- *Bei Schwangeren mit negativem Rötelntiter eine einmalige Gabe von* ***Rubeolinum C 200*** *zu Beginn der Schwangerschaft.*

- *Wenn es zu einer Rötelninfektion während der ersten drei bis vier Monate der Schwangerschaft kommt, kann der Embryo durch* ***Rubeolinum C 200*** *oder* ***D 200****, ein- bis zweimal täglich während der akuten Erkrankung gegeben, vor Mißbildungen geschützt werden.*

- *Wenn eine Rötelnepidemie im Umlauf ist und die Schwangere sich vor Ansteckung schützen will, sollte sie eine Doppelgabe* ***Rubeolinum C 200*** *nehmen. Nach einer Woche wiederholen, falls sich die Epidemie ausgebreitet hat.*
Zu beachten: Ausnahmsweise wird die Nosode hier auch während der Epidemie gegeben.

Homöopathische Rötelnprophylaxe
Eine Doppelgabe ***Rubeolinum C 200.***

Homöopathischer Schutz bei akuter Ansteckungsgefahr
Aconit C 200 *einmal täglich eine Gabe, solange die Epidemie anhält.*

Tetanus (Wundstarrkrampf)

Obwohl Tetanus weder ansteckend noch eine Kinderkrankheit ist und bei Kindern extrem selten vorkommt, möchten wir hier darauf eingehen, da gegen Tetanus in der Regel in Kombination mit dem Diphtherie- und Keuchhustenimpfstoff geimpft wird. Die Tabelle von *Dr. Buchwald* im „Homöopathischen Ratgeber 3 – Impfschäden“ zeigt, daß Tetanus besonders ein Problem des alten Menschen ist. Tetanus ist homöopathisch heilbar. *[1] Dagegen kann es nach Impfungen zu Todesfällen kommen. *[2]

Der Tetanuserreger findet sich hauptsächlich in der Gartenerde und im Pferdemist. Gelangt er durch eine Wunde in den Körper, so fängt er unter Luftabschluß an (also nur unter anaeroben Bedingungen!) Toxine zu produzieren. Eine nicht blutende Stichwunde ist daher besonders gefährdet. Die Homöopathie bietet selbst bei einer großen Infektionsgefahr einen sehr guten Schutz. Dies haben wir bereits öfter erleben dürfen.

Drücken Sie die Stichwunde so lange, bis etwas Blut austritt. Nehmen Sie erst eine Gabe *Arnica C 200,* dann eine Gabe *Ledum C 200.* Dies schützt vor Tetanus und unterstützt die Heilung. Bei größeren Stichwunden wiederholen Sie *Ledum* alle 2 – 6 Stunden, bis die Wundheilung deutlich einsetzt. Bei anderen Arten von Wunden schützt *Arnica* vor Tetanus.

---

*[1] *„Notfälle" (HR 2) S. 19 und „Selbstheilung durch Homöopathie", Lage & Roy*

*[2] *Buchwald, G.: „Über Todesfälle nach der Wundstarrkrampf-Impfung", Erfahrungsheilkunde Band 37, Haug Verlag, Januar 1988*

Homöopathische Tetanusprophylaxe

- ***Tetanusnosode C 200****, eine Doppelgabe.*
  In der Zeit verabreichen, wenn keine Verletzung vorliegt.
  Sie wirkt ca. ein halbes Jahr.

Homöopathischer Schutz bei akuter Ansteckung

- ***Arnica C 200*** *eine Gabe innerlich nach einer Verletzung.*

- ***Bei Stichwunden:***
  Ledum C 200, *je nach Schwere der Verletzung wiederholen.*

Tetanusbehandlung

Tetanus spricht rasch auf *Hypericum* an.

Dosierung

- ***Hypericum C 200 – 1000*** *eine Gabe, wenn nötig alle 1 – 2 Stunden wiederholen.*

- *Sollte* **Hypericum** *innerhalb weniger Stunden nicht befriedigend wirken, setzen Sie die* Tetanusnosode *ein, mindestens die* ***C 200*** *lieber die* ***C 1000****.*

Fallbeispiel einer homöopathischen Heilung von Tetanus:

Wir hatten einmal einer Kollegin, die auf einem Schweizer Bergbauernhof lebte, „für alle Fälle" einige Globuli ***Hypericum C 1000*** *mitgegeben. Wie es der Zufall wollte, stieß sich ein Mitbewohner des Hofes eine Mistgabel aus Versehen in den Fuß, nahm die Verletzung aber nicht ernst. Einige Tage später erkrankte der Mann an Tetanus. Er wurde von Krämpfen geschüttelt. Also gab sie ihm eine Gabe* ***Hypericum****, und am nächsten Morgen war der Mann geheilt. Starke Schneeverwehungen hatten es in jener Nacht unmöglich gemacht, einen Arzt zu erreichen.*

Haemophilus influenzae Typ B

HiB ist eine sehr seltene Grippeerkrankung, die meist mit Grippesymptomen im Nasen-Rachenraum beginnt. Weil die Meningitis (Gehirnhautentzündung) eine der Komplikationen dieser Krankheit ist, sind viele Eltern der Meinung, daß HiB eine Gehirnhautentzündung sei, und die HIB-Impfung vor Meningitis schütze. Es können außer der Gehirnhautentzündung auch Kehldeckelentzündung (Epiglottitis), Knochenmarkentzündung (Osteomyelitis), Muskelentzündungen (Myositis), Gelenkentzündungen (Arthritis) und Blutvergiftung (Sepsis) als Komplikationen auftreten.

Diese Krankheit kommt deutlich öfter bei sozial schwachgestellten Familien vor, die auf engem Wohnraum zusammenleben. In den achtziger Jahren des 20. Jahrhunderts kamen jährlich etwa 50 Fälle in Deutschland vor. In den neunziger Jahren steigerte sich die Zahl auf teilweise über 100 pro Jahr (Paul-Ehrlich-Institut). Dabei gab es über 200 Impfschäden pro Jahr (Paul-Ehrlich-Institut). Das sind die gemeldeten Fälle. Wie vielen Kindern wirklich durch die Impfung geschadet wurde, überlassen wir Ihrer Vorstellung.

Die Impfung wurde 1988 eingeführt, und kurze Zeit danach nahm die Anzahl der Erkrankungen zu. Dieses Phänomen wurde bei allen Impfungen beobachtet (s. S. 69). Einige Jahre nach deren Einführung steigert sich das Ausmaß der Erkrankungen teilweise drastisch.

Homöopathische HiB-Prophylaxe
HiB-Nosode C 200 als Doppelgabe

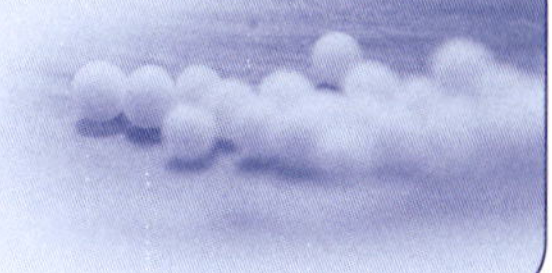

Das Hauptmittel ist noch unbekannt.

Schutz vor Kinderkrankheiten durch Nosoden, Hauptmittel und Genii epidemici

Infektionskrankheiten	Homöopathische Prophylaxe	Hauptmittel	Häufige Genii epidemici
Scharlach	Scarlatinum	Belladonna	Rhus toxicodendron Ailanthus
Keuchhusten	Pertussinum	Drosera	Cuprum metallicum Carbo vegetabilis
Diphtherie	Diphtherinum	Mercurius cyanatus	Lachesis Lac caninum Carbolicum acidum
Polio	Poliomyelitis Nosode	Lathyrus sativus	Cocculus Gelsemium Curare
Röteln	Rubeolinum	Aconit	Belladonna
Masern	Morbillinum	Pulsatilla	Bryonia, Sulfur Phosphor, Rhus tox. Euphrasia
Mumps	Parotidinum	Pilocarpin	Pulsatilla Belladonna
Windpocken	Varicellinum	Rhus tox.	Antimonium crudum Pulsatilla
Tetanus	Tetanusnosode	Hypericum	kommt nicht epidemisch vor
HiB	HiB-Nosode	momentan unbekannt	momentan unbekannt

Tabelle: Vergleich – homöopathische Prophylaxe und Impfung

	Homöopathische Prophylaxe nach Hahnemann	**Schulmedizinische Impfung**
Entstehungsjahr	1798	1798
Entdecker	Dr. Friedrich Samuel Hahnemann, Arzt, Dtl.	Edward Jenner, Barbier, England
Entdeckung der Methode	Hahnemann beobachtete, daß ein von ihm mit Belladonna behandeltes Kind während einer Scharlachepidemie <u>nicht</u> erkrankte.	Jenner hörte, daß Melkerinnen durch den Kontakt mit an Kuhpocken erkrankten Rindern nicht an Pocken erkrankten.
Grundlage der Methode	Belladonna würde durch die Ähnlichkeit nicht nur Scharlach heilen, sondern auch vor ihm schützen. Erfahrung und Beobachtung.	Die Methode basierte auf einer Annahme (Hypothese).
Überprüfung der Methode	Belladonna ist aufgrund des Ähnlichkeitsprinzips als Heilmittel für Scharlach bekannt. Hahnemann gibt 3 noch gesunden Kindern einer an Scharlach erkrankten Familie vorbeugend Belladonna: Die 3 Kinder bleiben gesund. Weitere Anwendungen von Belladonna brachten gleiche positive Ergebnisse.	Jenner impft seinen 10 Monate alten Sohn, der schwerstbehindert wird und später mit 21 Jahren stirbt sowie seine schwangere Frau. Der Embryo stirbt und ist mit Pockenblasen übersät. 1798: Jenner impft den 5jährigen John Baker gegen Pocken, der daraufhin stirbt.

Tabelle: Vergleich – Prophylaxe und Impfung

	Homöopathische Prophylaxe nach Hahnemann	**Schulmedizinische Impfung**
Umsetzung der Methode	Sofort in der herrschenden Scharlachepidemie und den folgenden Epidemie eingesetzt, mit Erfolg.	Außerhalb einer Epidemie: Umsetzung an Menschen, die vor und nach der Impfung keinen Kontakt zu Pockenkranken hatten.
Finanzierung der Methode	Vorfinanzierung der Druckkosten von Hahnemanns Büchlein über die Prophylaxe durch seine Patienten. Kein Gewinn.	Großer Wirtschaftsfaktor. Nur Reiche konnten sich die Impfung leisten. Heute deshalb voll subventioniert.
Ergebnis der Schutzmethode bei Epidemien	Alle Geschützten bleiben von der Krankheit verschont. Keine negativen Folgen	Führt zum Ausbruch der Krankheiten und zu Todesfällen.
Forschung und Weiterentwicklung der Methode	Anfangs mit dem jeweiligen Hauptmittel, später auch mit dem potenzierten Krankheitsprodukt (= Nosode): - 1833 Tollwut (Prüfung) - 1836 Pockennosode - 1870 Prüfung von Medorrhinum und Syphilinum (siehe S. 33f)	Gewinnung des Pockenimpfstoffs durch künstliche Infizierung von Kälbern und an Syphillis und Tuberkulose erkrankten Waisenkindern. Heute: immer mehr giftige Zusatzstoffe (Schwermetalle, Nervengifte, tierisches Eiweiß, Krebszellen) und Mehrfachimpfungen.

Auswertung der Erfahrungen	100%iger Erfolg. Einsatz der homöopathische Prophylaxe nach Hahnemann bei allen Infektionskrankheiten ohne Einschränkung.	Heftige Nebenwirkungen, Auslösen von Epidemien und Todesfällen. Viele Wissenschaftler verlangten die Abschaffung der Impfung. Es erweckt den Anschein, als würden die dokumentierten Erfahrungen ignoriert. Eine umfassende Auswertung steht noch aus.
Anerkennung der Methode	Ja. Aufgrund des großen Erfolges Hahnemanns während der Scharlach-Epidemie übernehmen viele schulmedizinischen Ärzte die homöopathische Prophylaxe mit Belladonna und sind voll des Lobes. Unter ihnen Prof. der Medizin Dr. Christoph Wilhelm von Hufeland, königlicher Leibarzt Friedrich Wilhelm III.	Seit den Anfangsjahren herrschen große Kontroversen zwischen unabhängigen Wissenschaftlern und Impfstoffherstellern. Schulmedizinisch anerkannt.
Staatliche Durchsetzung der Methode	1838 Friedrich Wilhelm III führt in Preußen Belladonna als Schutz vor Scharlach als Pflichtprophylaxe ein.	Ja, besonders in der Anfangszeit. Heute ist die Impfpflicht in vielen Ländern aufgrund der Nebenwirkungen aufgehoben.
Verabreichung	Oral	Injektion in den Muskel; juristisch Körperverletzung
Beschwerden während und nach Verabreichung	Schmerzlos Beschwerdelos	Schmerzhaft, Injektionen sind Körperverletzungen! Heftige, schmerzhafte Entzündungen an der Einstichstelle

Tabelle: Vergleich – Prophylaxe und Impfung

Tabelle: Vergleich – Prophylaxe und Impfung

	Homöopathische Prophylaxe nach Hahnemann	**Schulmedizinische Impfung**
Kontraindikationen	Akute Infekte, körperlicher oder emotionaler Streß	Seit 2012 sind alle Kontraindikationen aufgehoben worden: Schwangeren, alten Menschen, Behinderten, chronisch und akut Kranken wird die Impfung empfohlen.
Beeinträchtigung der Wirkung	Konsum von Drogen und Alkoholika	Siehe Beipackzettel
Folgekrankheiten	Keine – im Gegenteil: Stabilisierung der Gesundheit	Viele, z. B. Immunschwächekrankheiten, Allergien, Authismus, MS, Spastiken, Epilepsie, Gehirnhautentzündung, Nahrungsmittelallergien, Heuschnupfen, Krebs
Todesfälle	Nein	Zehntausend Tote nach Pockenimpfung, Todesfälle kommen nach allen Impfungen vor.
Verbote der Methode	Niemals	Ja, in Deutschland Pockenimpfung 3 x wegen vieler Nebenwirkungen bis zum Tod. FSME-Impfung war für Jugendliche und Kinder nicht gestattet.

Auswirkung auf die Nachkommen	Familiäre Schwächen können tiefgreifend geheilt werden. Gesündere Nachkommen.	Einprägung familiärer Schwächen möglich. Die Unverträglichkeit der Impfungen erhöht sich von Generation zu Generation. Unfruchtbarkeit.
Auswirkung auf Lebensqualität	Erhöhung des Bewußtseins, Stabilisierung der Gesundheit	Neue unerklärliche Krankheitssyndrome, Schädigungen von Gehirn und Körper
zugrundeliegendes Heilgesetz	Das Ähnlichkeitsgesetz auf den vorbeugenden Schutz ausgeweitet. War schon als homöopathisches Heilgesetz bekannt.	Das Ähnlichkeitsgesetz
Studien	Viele Feldstudien belegen seit 200 Jahren die Wirksamkeit der Prophylaxe, z.B. Cholera-Feldstudie 1832 – 1880 Pockenschutz-Studie 1907 Studie zu kriegsbedingten Krankheiten im 1. Weltkrieg Kinderkrankheiten-Studie 1986 – 2001 Leptospirose-Studie 2008	Viele unabhängige Studien belegen, daß die Impfung gefährlich ist und nicht schützt. WHO-Studie in Indien über 5 Jahre an Millionen Menschen: Aufgrund des negativen Ergebnisses Geheimhaltung über 20 Jahre. Cochrane Collaboration Studie belegt, daß keine Grippeimpfung wirksam ist. Alle Studien widerlegen den Impfgedanken. Siehe Crookshank, Seite 25.
Erstattung durch Krankenkassen	Nein	Ja, in vollem Umfang
Verkaufspreis	Centbeträge Nicht subventioniert.	Teilweise über 100 € pro Injektion. Durch Steuergelder subventioniert.

Was ist vor Impfungen zu beachten?

Die Flut an Informationen, die vor einer Impfung bearbeitet werden müssen, ist gewaltig. So vieles muß von Seiten der Eltern und Ärzte beachtet werden, wenn die Entscheidung für die schulmedizinische Impfung statt für die Prophylaxe nach Hahnemann ausfallen soll. Diese Checkliste kann Eltern und Ärzten helfen, an alle Eventualitäten zu denken, um Impfschäden zu vermeiden.

Impf-Checkliste für Eltern und Ärzte

- Bevor Sie Ihr Kind impfen lassen, wägen Sie das Risiko eines Impfschadens und das der Krankheit gegeneinander ab.
- Je weniger Sie oder Ihre Eltern die Impfungen vertragen haben, desto gefährlicher kann die Impfung für Ihr Kind werden. Achten Sie besonders auf Folgekrankheiten in der Familie wie Heuschnupfen, Allergien und andere Autoimmunerkrankungen.
- Klären Sie Ihr Kind über den schmerzhaften Nadeleinstich auf. Beugen Sie so einem Vertrauensverlust vor.
- Früher durften nur gesunde Menschen geimpft werden, um Impfschädigungen vorzubeugen. Schwache, kränkelnde, akut oder chronisch Kranke sowie Kinder mit Milchschorf und während der Zahnung waren von der Impfung befreit, Schwangere wurden nicht geimpft. Heute sind diese Vorsichtsmaßnahmen, ebenso wie die Pflichtvorlesungen für Medizinstudenten über Impfschäden, abgeschafft worden. Fordern Sie daher von dem Arzt Ihres Vertrauens, neben der gründlichen Aufklärung über Impfschäden, eine gewissenhafte Untersuchung Ihres Kindes. Falls er es für nötig befindet, Ihr Kind während einer Krankheit zu impfen, sollte das in der Karteikarte und im Impfpaß vermerkt werden. Wenn dies nicht dokumentiert wird, sollten Sie die Impfung sicherheitshalber auf einen anderen Zeitpunkt verschieben.
- Gehen Sie gemeinsam mit Ihrem Arzt den Beipackzettel des Impfstoffes durch und lassen Sie sich alle medizinischen Fachbegriffe erklären.

- Ihr Arzt ist per Gesetz verpflichtet, Sie vor dem Impfen ausführlich auf die möglichen Gesundheitsgefahren durch die Impfung hinzuweisen.
- Sollte es zu einem Impfschaden kommen und Ihr Arzt hat sie vorher nicht über die Impfrisiken informiert, so muß er für den Schaden haften. Viele Ärzte sind sich der Gefahr nicht bewußt, die für sie mit dem Impfen verbunden ist. Sie werden auch während ihres Studiums kaum darüber aufgeklärt.
- Besteht der Verdacht auf eine Impfschädigung, die über das übliche Maß hinausgeht, so muß diese beim zuständigen Gesundheitsamt vom Arzt oder Heilpraktiker gemeldet werden. Da „über das übliche Maß“ eine nicht sehr präzise Aussage ist, sollte vorsichtshalber jede Reaktion auf den Impfstoff in der Karteikarte des Kindes vermerkt werden. Viele Autoimmunerkrankungen, Nahrungsmittelallergien oder Probleme mit dem Gedächtnis und der Konzentration entwickeln sich langsam. Sie könnten dann im Nachhinein noch der Impfung als Auslöser zugeordnet werden.
- Das Gesundheitsamt leitet den Verdacht auf einen Impfschaden an das Paul-Ehrlich-Institut weiter. Es wird nicht vom Arzt verlangt, daß er einen Impfschaden erkennen kann. Dafür gibt es speziell ausgebildete Impfschadensgutachter. Der Arzt oder die meldende Person hat keinen Schaden für sich zu befürchten, im Gegenteil macht er sich strafbar, wenn er die Verdachtsmeldung unterläßt. Es drohen bis zu 25.000 € Strafe. Diese Meldung dient allein dem Schutz der impfwilligen Bevölkerung vor gefährlichen Impfstoffen. Sie betrifft nicht eventuelle Versorgungsansprüche, auf die Impfgeschädigte ein Anrecht haben. Sollte es zweifelsohne zu einem Impfschaden gekommen sein, so nehmen Sie sich am besten gleich einen Anwalt, um die Interessen Ihres Kindes juristisch durchzusetzen. Auch der Schutzverband für Impfgeschädigte gibt Ihnen gerne Auskunft.
- Wer wirklich impfgeschädigt ist, wird eine andere Seite dieses Gesundheitssystems kennenlernen, denn Impfschäden werden

meist noch immer geleugnet. Diejenigen, die vorher zum Impfen gedrängt haben, werden sich von dem Impfgeschädigten abwenden. Das ist oftmals sehr schwer von den Betroffenen zu ertragen. Die Medizin, die viel versprochen hat, auf die alle Hoffnung gesetzt wurde, läßt sie einfach fallen.

- Manchmal sind sich die Eltern über die Impffrage uneinig. Falls keine Einigkeit durch das Studium der umfangreichen Impfliteratur erzielt werden kann, so sollte der von der Impfung überzeugte Elternteil die Gelegenheit wahrnehmen und alle seine Impfungen aus der Kinderzeit mit einer einzigen Injektion auffrischen: genau die 7 – 9 Impfungen an einem Tag, die einem drei Monate alten Baby zugemutet werden. Hierzu gehört wahrlich Mut!

Der Hippokratische Eid

Jeder Arzt mußte früher den Hippokratischen Eid ablegen, bevor er zum heilenden Dienst an Kranken zugelassen wurde. Welch umfassendes Versprechen hiermit gegeben wurde – und auch welche Verläßlichkeit zur Überlieferung der erlernten Heilkunst – zeigt der Wortlaut des Eides.

„Ich schwöre bei Apollon, dem Arzt, und bei Asklepios und Hygieia und Panakeia sowie unter Anrufung aller Götter und Göttinnen als Zeugen, daß ich nach meinem besten Vermögen und Urteil diesen Eid und diese Verpflichtung erfüllen werde: Den, der mich diese Kunst lehrte, gleich zu ehren wie meine Eltern, mit ihm zu teilen und ihm in Not Beistand zu leisten; seine Nachkommen meinen Brüdern gleichzustellen und, wenn sie es wünschen, sie diese Kunst zu lehren ohne Entgelt und ohne Vertrag; ...

Meine Verordnungen werde ich treffen zu Nutz und Frommen der Kranken, nach Kräften und Urteil, und alles fernhalten, welches schadet und der Willkür unterliegt. Ich werde niemandem, auch nicht auf seine Bitte hin, ein tödliches Gift verabreichen oder auch *nur dazu raten. ... Wenn ich nun diesen Eid erfülle und nicht verletze, möge mir im Leben und in der Heilkunst Glück zuteil werden und Ehre bei allen Menschen zu allen Zeiten! Aber wenn ich ihn übertrete und meineidig werde, soll das Gegenteil mein Los werden!"**

Bis 1948 war der Hippokratische Eid den Medizinern heilig. Dann beschloß der Weltärztebund eine komplette Neufassung. Aus dem Hippokratischen Eid wurde das *Genfer Ärztegelöbnis*:

„... Die Erhaltung und Wiederherstellung der Gesundheit meiner Patienten soll oberstes Gebot meines Handelns sein. ... Ich werde jedem Menschenleben von der Empfängnis an Ehrfurcht entgegenbringen und selbst unter Bedrohung meine ärztliche Kunst nicht in Widerspruch zu den Geboten der Menschlichkeit anwenden. Ich werde meinen Lehrern und Kollegen die schuldige Achtung erweisen. Dies alles verspreche ich feierlich auf meine Ehre."

Dieses Gelöbnis sagt wenig Konkretes aus, wohingegen sich der einflußreichste und bekannteste Arzt, Christoph Wilhelm von Hufeland, königlicher Leibarzt von Preußen, Professor der Medizin an der Universität zu Berlin, Begründer der Makrobiotik, seinerzeit folgendermaßen äußerte:

„Wehe dem Arzt, der Ehr- und Gelderwerb zum Ziel seines Strebens macht. Er wird im ewigen Widerspruch mit sich selbst und seinen Pflichten stehen, er wird seine Hoffnung ewig getäuscht und sein Streben nie befriedigt finden und zuletzt seinen Beruf verwünschen, der ihn nicht lohnt, weil er seinen wahren Lohn nicht kennt."

---

* *Übersetzt aus dem Englischen von Ravi Roy „Selbststudium für Homöopathie, Lektion I", Lage & Roy Verlag*

Quellenverzeichnis

- Allen, Henry C.: „Nosoden", Barthcl & Barthel Verlag, Berg, 2000
- Buchwald, Gerhard: „Impfen – das Geschäft mit der Angst", Droemer Knaur Verlag, München, 2000
- Buchwald, Gerhard: „Über Todesfälle nach der Wundstarrkrampf-Impfung", Erfahrungsheilkunde Band 37, Haug Verlag, 1988
- Coulter, H-L. und Fisher, B.L.: „DTP – Ein Schuß ins Dunkle", Barthel & Barthel Verlag, 1997
- Coulter, H-L.: „Impfungen – Der Großangriff auf Gehirn und Seele", Müller & Steinicke Verlag, München, 2004
- Diwan, Jai Chand: „Small Pox and Vaccination" (Pocken und Impfung)
- Delarue, F. und S.: „Impfungen - der unglaubliche Irrtum", Müller & Steinicke Verlag, München, 2008
- Goldberg: „Vaccination? A Review of Risks and Alternatives"
- Hahnemann, Samuel: „Kleine Schriften", Haug Verlag, Stuttgart, „Gesammelte Schriften", Haug Verlag, Stuttgart, 2000
- Haich, Elisabeth: „Einweihung", Drei Eichen Verlag, Hammelburg, 2003
- Kent, James Tyler: „Zur Theorie der Homöopathie", Haug Verlag, Stuttgart, 1996
- Lage-Roy, Carola: „Die Welt der Chakrablüten Essenzen", Lage & Roy Verlag, 2010
- Roy, Ravi und Lage-Roy, Carola: „Biowaffen und Homöopathie",
  Homöopathische Ratgeber: HR 1 „Reisen",
  HR 3 „Impfschäden"s, HR 5 „Grippe – Erkältungskrankheiten"
  HR 15 „Impfbedingte Erkrankungen erkennen und behandeln"
  HR 20 „Aids", Lage & Roy Verlag, Riegsee-Hagen
  Roy, Ravi: „Aufbruch ins Bewußtsein", Lage & Roy Verlag, 2009
- Saege, G.: Zeitschrift „Fortschritte der Medizin", 34/1987, Boston
- Sankaran, P.: „Prophylactics in Homoeopathy", The Homoeopathic Medical Publishers Bombay, 1969
- Sethi, B.: „Homoeopathic Prophylactic Remedies", 1991
- Shepherd, Dorothy: „Das Wunder der unsichtbaren Kraft", Lage & Roy, 1995
  „Homoeopathy in Epidemic Diseases", C. W. Daniel, 1996
  „More Magic of the Minimum Dose", C. W. Daniel, 1996
- „SURYA – Lebensfreude und Selbstheilung"– Zeitschrift für Homöopathie und Chakrablüten Essenzen, Lage & Roy Verlag
- Wheeler, C.E.: „Some Notes on Nosodes"

Stichwortverzeichnis

Ähnlichkeitsprinzip 15, 78, 87, 91
Allen, Henry C. 35, 39, 73
Allergie 46, 71
Ambra grisea 28
Anthracinum 32
Anti-Vaccination Society 22
Apis 58
Arnica 83
Autoimmunerkrankung 43, 46, 79
autoklaviert 57
BCG-Hauttest 23
Belladonna 28, 30, 33, 67
Bönninghausen, C. von 36
BSE 57
Buchwald, Gerhard 8
Burnett, James Compten 36
Carcinosinum 58
Centesimal-Potenzen 19
Chakrablüten Essenzen 11, 17, 62
Chavanon, Dr. Paul 73
Cholera 30
Cochrane Collaboration 11
Creighton, Charles 25
Cri encephalique 70, 71
Crookshank, Edgar M. 25
Dezimal-Potenzen 15, 16
Diphtherie 73
  Diphtherinum 38, 73, 74
Doppelgabe 56
DPT-Nosode 37
Drosera 72
Encyclopaedia Britannica 25
Epidemie 58
Epilepsie 71
Foubister, D.M. 78
Friedrich Wilhelm III 31
Gandhi, Mahatma 2, 26
geistige Behinderung 71, 87
Genius epidemicus 30, 54, 58, 86
Goldberg, Isaak 37
Grimmer, Arthur 78
Grippeprophylaxe 35
Groß, G. 33
Hahnemann, Samuel 15, 28, 29, 30, 32, 33, 35, 52, 53, 87
Hahnemannsche Prophylaxe 20, 41, 47, 48, 50, 51, 87, 92
Hauptmittel 53, 55, 59, 86
Hepatitis-B-Impfung 23
Hering, Constantin 32, 33, 36
Hufeland, Christoph W. von 26, 31, 95
Hypericum 84
Immunsystem 14
Impfung 18, 87
  Impfaufklärung 8, 21, 23
  Impfausleitung 17
  Impfpflicht 22
Jenner, Edward 21, 87
Kampfer 41
Kelch des Lebens 63
Kent, James Tyler 34
Keuchhusten 69, 70, 72
Krätze 33
Lathyrus sativus 78
Leberchakra Essenz 64
Ledum 83
Leptospirose 39, 48
LM-Potenzen 15, 16
Lyssinum 33
Malandrinum 36
Malaria 15, 47
Masern 9, 10, 38, 59, 79
Medorrhinum 34
Meningitis 85
Mercurius cyanatus 74, 86
Miasma 19, 40, 52, 53, 72
Milzbrand 32, 44
  Milzbrandnosode 32
MMR-Impfschaden 8, 79
  MMR-Nosode 37
Mollier, Ursula 47
Moorfee Essenz 65
  Moorfee Salbe 17, 65
Morbillinum 80
Muttermilch 58, 69
Myositis 85

Nebel, A. 35
Nightingale, Florence 26
Nosoden 28, 33f, 37, 39, 53f, 57, 76, 86
Nosodenforschung, Geschichte der 32
Krankheitsnosoden 18, 54
Prophylaxenosoden 57
Parotidinum 80
Paul-Ehrlich-Institut 11, 85, 93
Pilocarpin 80
Pocken 17, 36, 38, 44, 45
Pocken-Nosode 34, 38
Pockenimpfung 21, 24, 29
Polioprophylaxe 77
Prophylaxe-Homöopath 16, 20, 43, 55, 99
Prophylaxe-Paß 51, 60
Reichsimpfgesetz 22
Rheuma 82
Rötelnembryopathie 54
Rötelnprophylaxe 83
Rötelnschutz für Schwangere 82
Rubeolinum 28, 82, 83
Sankaran, Dr. P. 39
Sarracena 36
Scharlach 30, 54, 59, 66, 67, 68
Scharlachnosode 54
Scharlachprophylaxe 28, 33, 34
Schutz 19, 44, 49, 50, 55, 61, 82, 86
Shaw, George Bernard 26
Shepherd, Dr. Dorothy 39, 74
Solarplexus Essenz 64
Spencer, Herbert 26
Streptomycin 58
sukzessive Gabe 57
Swan, Dr. 34
Syphilis 34
Tetanus 83
Thuja 36
Titererhöhung 73
Tolstoi, Leo 26
Tuberculinum bovinum 34, 58
Typhus 30
Vaccininum 34, 36
Variolinum 36, 38
Weber, Dr. 32
Wheeler, C.H. 39
Zusatzstoffe 17, 18, 29, 43

Liste der Prophylaxe-Homöopathen

PLZ	Ort	Nachname	Vorname	Telefon
01219	Dresden	Klöß	Heidrun	0251 - 4707118
01848	Ulbersdorf	Henke	Tobias	035971 - 838 988
10829	Berlin	Achter	Ewa	030 - 78718743
12049	Berlin	Deimling	Jenny Esther	030 - 98293530
12163	Berlin Steglitz	Blitz	Yasmin	030 - 85962177
12277	Berlin	Schlößer	Petra	030 - 7443790
14467	Potsdam	Köhler	Nadine	0331 - 64744353
14480	Potsdam	Stephan	Beatrix	0331 - 60084262
14806	Bad Belzig	Braune	Marlen	033841 - 798892
19057	Schwerin	Golditz	Annemarie	0385 - 4864422
24113	Kiel	Aley	Constanze	0162 - 9518312
20457	Hamburg	Pakravesh	Bahareh	0170 - 2090866
29499	Zernien	Giesen	Birte	05863 - 1333
31515	Wunstorf	Frerichs	Heike	05031 - 176657
31683	Obernkirchen	Linder	Saskia	05724 - 9050123

31789	Hameln/Gr. Helligsfeld	Schrader	Petra	05151 - 52752
31812	Bad Pyrmont	Krause	Heike	05281 - 956425
31840	Hessisch Oldendorf	Bergmann	Christiane	05152 - 602924
31860	Emmerthal	Boettcher	Susanne	05155 - 7457
31860	Emmerthal-Latferde	Jürs	Hinrich	05155 - 951915
32689	Kalletal ot Varenholz	Zwingelberg	Michaela	05755 - 728
34121	Kassel	Kersting	Claudius Dieter	056131 - 67960
35037	Marburg	Pachovsky	Marianne	06421 - 308099
35066	Frankenberg	Schäfer	Doris	06451 - 22431
37520	Osterode am Harz	Johannes	Gilberte	05522 - 312843
38486	Kunrau	Claus	Katrin	039008 - 979541
39387	Oschersleben	Wenzlow	Jana	03949 - 949620
41542	Dormagen	v. Boemmel-Wegmann	Martina	02133 - 91812
42329	Wuppertal	Kühn	Britta	0202 - 2424117
42657	Solingen	Kofalk	Andrea	
42657	Solingen	Olbertz	Stephan	0212 - 3821811
42781	Haan	Schinkel	Beate	02129 - 3609749
45219	Essen - Kettwig	Ruthmann	Dana E.	02054 - 9699-604
51379	Leverkusen	Blank	Jutta	02171 - 46642
59494	Soest	Rösler	Sabine	02921 - 6605590
61118	Bad Vilbel	Frey	Martina	06101 - 5568123
61184	Karben	Handstein	Jutta	06039 - 921871
63071	Offenbach	Rapp-Knittel	Renate	069 - 856004
64285	Darmstadt	Kraus	Andrea	06151 - 1368653
65812	Bad Soden	Hartenfels	Michael	06196 - 6400367
71336	Waiblingen	Zücker	Gabriele	0715 - 1203659
72108	Rottenburg a. Neckar	Niebauer	Anette	07457 - 697908
72393	Burladingen	Claus	Ute	07475 - 915450
73033	Göppingen	Imgart	Inger Anika	07161 - 6549476
73433	Aalen	Wegner	Eva	07361 - 72102
73732	Esslingen	Schäfer	Heike	0711 - 3706376
74575	Schrozberg-Bartenstein	Habel	Vistara Annette	07936 - 990501
76344	Eggenst.-Leopoldsheim	Steinmeier	Gudrun	07219 - 703610
77880	Sasbach	Emer	Petra	07841 - 9361
78467	Konstanz	Gar	Josef	0151 - 21279079
79848	Bonndorf	Heurung	Gabriele	07703 - 7342
82140	Olching	Kocatürk	Bianca	08142 - 2916175
82272	Moorenweis	Wieczorek	Jana	0176 - 64606669
82380	Peißenberg	Pfennig	Stefan	08803 - 4885702
82380	Peißenberg	Illich	Claudia	08803 - 4903861

82386	Oberhausen	Beck	Elke	08802 - 9138978
82418	Murnau	Lage-Roy	Carola	08841 - 2699
82418	Murnau	Geier	Katharina	08841 - 4961660
82418	Murnau	Wanninger	Kathrin	08841 - 47748
83569	Vogtareuth	Seidl	Elisabeth	08038 - 235
83646	Bad Tölz	Wicht	Susanne	08041 - 7933799
84028	Landshut	Zängerl	Doris	0871 - 951550
84030	Ergolding	Huber	Roman	0871 - 3191441
84326	Falkenberg	Obermeier	Karin	08727 - 1527
84416	Taufkirchen / Vils	Dengl	Rosamaria	08084 - 9004924
85250	Altomünster	Schweighart	Margit	08254 - 2334
85296	Rohrbach	Baier	Alexandra	08442 - 922745
85354	Freising	Speckmaier	Andrea	08161 - 4922611
85630	Grasbrunn	Schade-Albrecht	Monika	0175 - 9961728
86154	Augsburg	Unger	Ruth	0821 - 90791002
86453	Dasing	Ulrike Wagner	Karin	08205 - 9624846
86650	Wemding	Bader	Karin	09092 - 91007788
86899	Landsberg/Lech	Scharhag	Brigitta	08191 - 6474225
88147	Achberg	Horn	Manuela	08380 - 2097329
88326	Aulendorf	Lutz	Christa	07525 - 911514
89284	Pfaffenhofen	Krimbacher-Strobel	Sonja	07302 - 6164
89353	Glött	Lokar-Krist	Marianna	09075 - 957112
90411	Nürnberg	Miosga	Ute	0911 - 3659873
91161	Hilpoltstein	Werthner	Claudia	09174 - 970669
92318	Neumarkt	Willjung	Gisela	09181 - 487850
92334	Berching	Brüderlein	Monika	08462 - 1872
93049	Regensburg	Bobrik	Claudia	0941 - 99228 728
93309	Kelheim	Knittl	Ute	09441 - 2339
94081	Fürstenzell	Donath	Elisabeth	08502 - 912525
94086	Bad Griesbach-Weng	Weick	Magdalena u. Robert	08532 - 7747
94330	Salching	Ertl	Angela	09426 - 802924
94405	Landau	Sigl	Irmgard	09951 - 1670
97762	Hammelburg	Baier	Erna	09732 - 785062

Österreich

AT-2560	Aigen	Böhm	Sonja	+43 2633 - 47475
AT-6733	Fontanella	Felber	Sabine	+43 664 - 3554844
AT-8071	Hausmannstätten	Greiner	Christine	+43 3135 - 47077

Schweiz

CH-5630	Muri	Mohler	Claudia-Barbara	+41 56664 - 2500
CH-8004	Zürich	Nievergelt	Peter	+41 79 - 2858370

Homöopathische Ratgeber

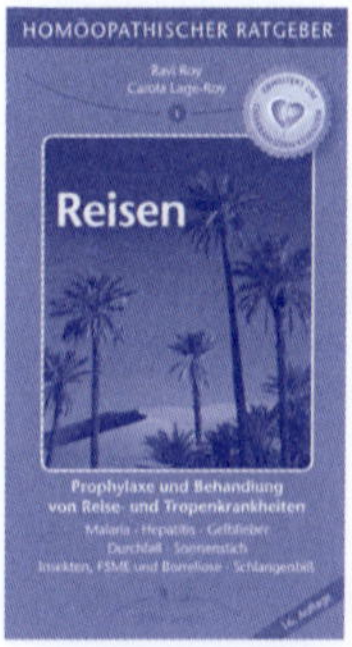

HR 1 – Reisen

Für Ausflug, Fernreise, Trekking-Abenteuer oder Geschäftsreise. Homöopathie bietet einen verantwortungsbewußten, gesundheitsverträglichen Schutz vor Reisekrankheiten, Malaria, Borreliose etc.
Enthält die Beschreibungen der wichtigsten Chakrablüten Essenzen für Reisende.

Mit praktischen Reitern zum schnellen Auffinden.
Im handlichen Westentaschenformat 168 Seiten,
16., überarbeitete Auflage 2017
ISBN 978-3-929108-77-1

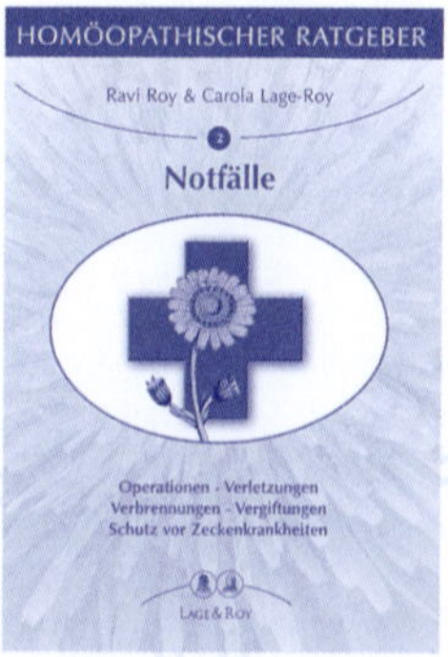

HR 2 – Notfälle

Ein Standardwerk in der 12. Auflage, das in keinem Haus fehlen sollte. Hilfreich bei der homöopathischen Operationsvorbereitung. Es setzt sich mit allen Arten von Verletzungen, Vergiftungen, Verbrennungen (Baumwollhauttransplantations Methode), Knochenbrüchen und Schutz vor Tetanus auseinander.

88 Seiten, 14. Auflage 2019
ISBN 978-3-929108-02-6

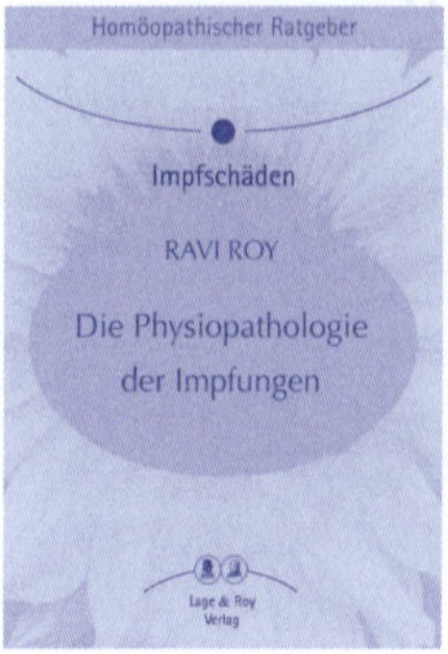

HR 3
Die Physiopathologie der Impfungen

Hier erfahren Sie, welche Krankheiten durch toxische Impfzusatzstoffe und Pathogene entstehen. Eine große Klarheit in den aktuellen Stand der Impfthematik bringen die gut recherchierten Hintergründe über Edward Jenner, den Erfinder der modernen Impfungen.

176 Seiten, 1. Auflage 2021
ISBN 978-3-929108-27-9

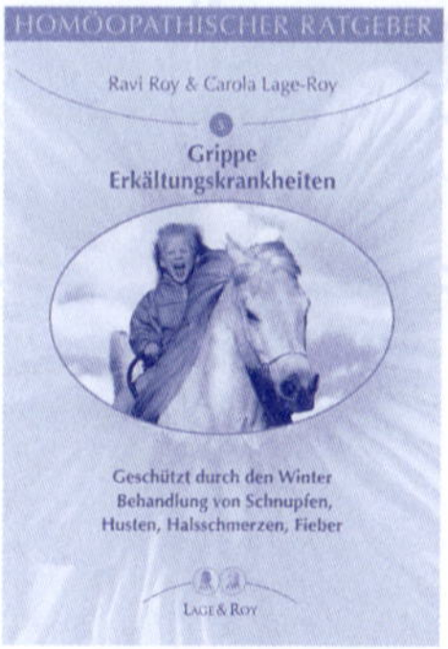

HR 5
Grippe Erkältungskrankheiten

Schnupfen, Husten und Halsschmerzen. Oft kann eine Grippe folgen. Homöopathie gibt uns zum Schutz davor sehr bewährte Mittel. Die homöopathische Grippeprophylaxe mit vier möglichen Mitteln wird genau beschrieben.

152 Seiten, 7. Auflage 2017
ISBN 978-3-929108-05-7

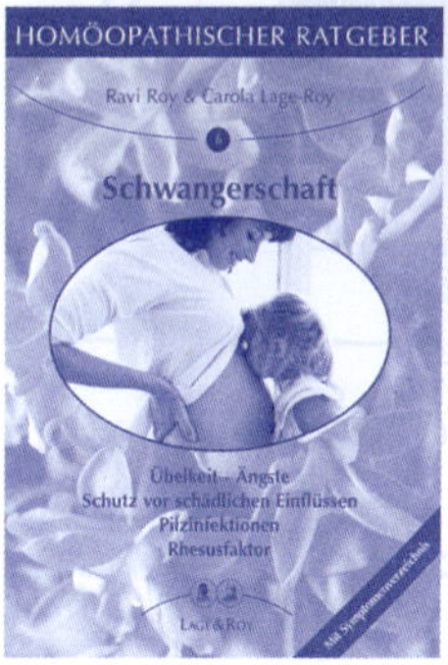

HR 6
Schwangerschaft

Gerade in der nebenwirkungsfreien Schwangerschaftsbehandlung liegt eine Domäne der Homöopathie. Sie wirkt in liebevoller Weise heilsam auf die Erbanlagen der Mutter, wodurch dem Kind eine gesündere Basis für sein ganzes Leben gegeben wird. Risiken von Routineuntersuchungen.
Zum ersten Mal wird die Behandlung der Rhesusfaktorunverträglichkeit gezeigt.

160 S., 12., überarbeitete Auflage 2008
ISBN 978-3-929108-06-4

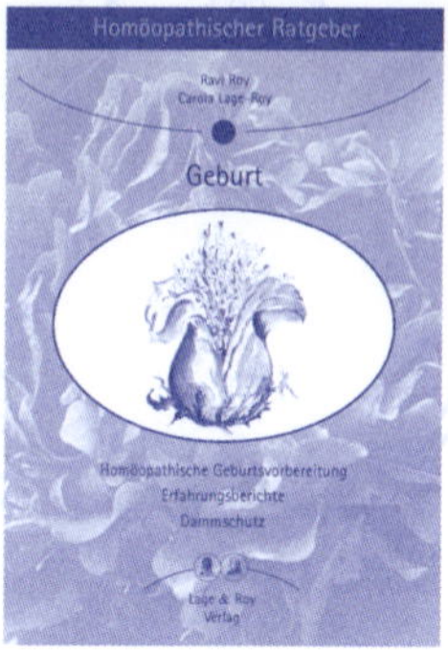

HR 7
Geburt

Der Wunsch nach einer natürlichen schmerzfreien Geburt setzt sich immer mehr durch. Dieser Ratgeber wendet sich an werdende Mütter, Hebammen und Therapeuten, die diese Vorstellung verwirklichen möchten.

80 Seiten, 5. Auflage 2005
ISBN 978-3-929108-08-9

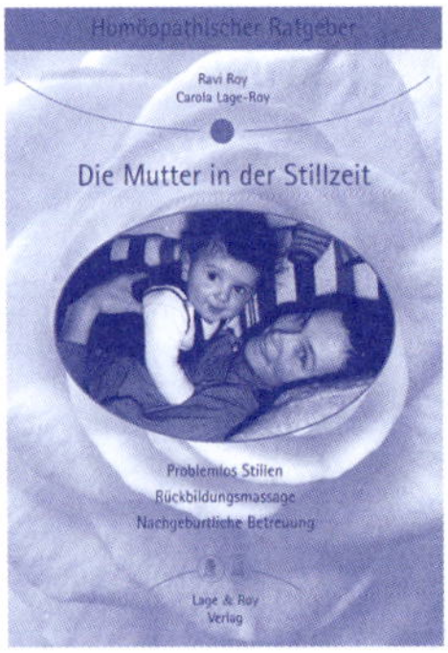

HR 8 – Die Mutter in der Stillzeit
Die Muttermilch ist durch nichts zu ersetzen, deshalb ist die Stillzeit auch so wichtig und bildet die Basis für ein gesundes Leben. Mit Hilfe der Homöopathie kann die Mutter erfolgreich und lange stillen. Erstmals beschrieben wird die traditionelle „Indische Wochenbettmassage".

104 Seiten, 2. Auflage 2021
ISBN 978-3-929108-28-3

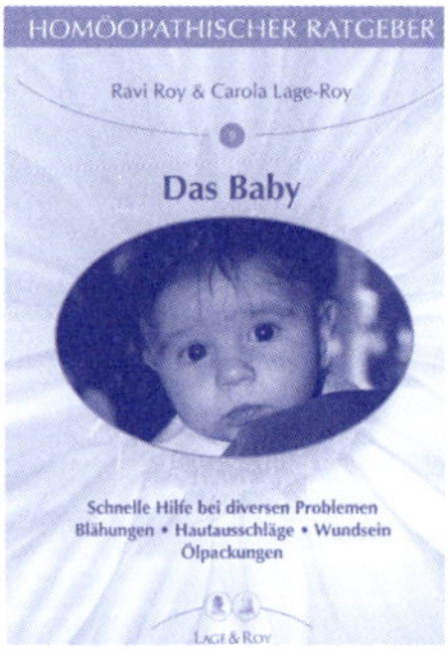

HR 9 – Das Baby
Ein Ratgeber für Eltern, Hebammen und Therapeuten. Er beschreibt häufige Beschwerden und Krankheitszustände des Babys bis ins Kindergartenalter und leistet praktische Hilfe auch bei zu früh Geborenen. Mit vielen Tips und Rezepten für eine gesunde Säuglingsnahrung.

110 Seiten, 3. Auflage 2021
ISBN 978-3-929108-29-3

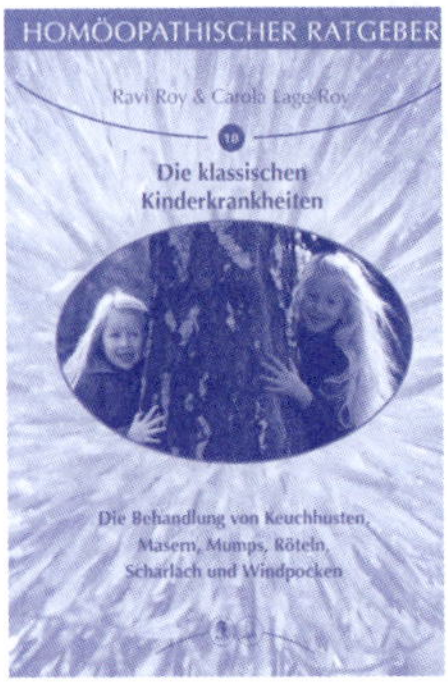

HR 10
Die klassischen Kinderkrankheiten
Kinderkrankheiten sind für die Entwicklung des Kindes sehr wichtig. Sie stärken das Selbstvertrauen und die Abwehrkräfte für das ganze Leben. Eltern und Therapeuten hilft dieser Ratgeber den Heilungs- und Entwicklungsprozeß des Kindes homöopathisch zu begleiten.

80 Seiten, 9. Auflage 2021
ISBN 978-3929108-23-1

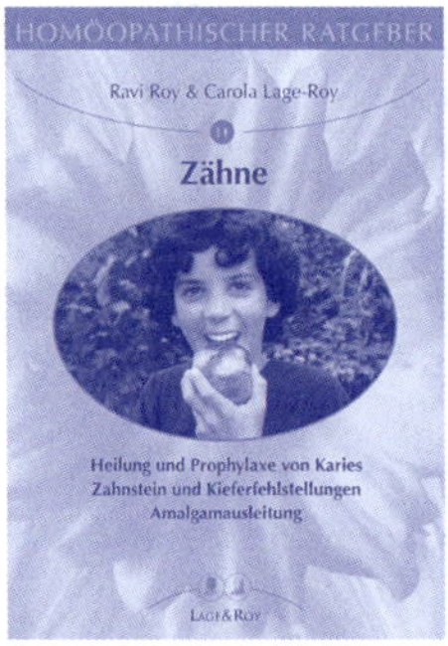

HR 11 – Zähne
Mit Homöopathie Karies, Zahnstein und Kieferfehlstellungen verhindern bzw. heilen! Kariesprophylaxe, Alternativen zu Fluortabletten. Wie Sie die Angst vor dem Zahnarzt überwinden können.
Mit Organzuordnungstabelle der Zähne.

80 Seiten, 10. Auflage 2017
ISBN 978-3-929108-11-8

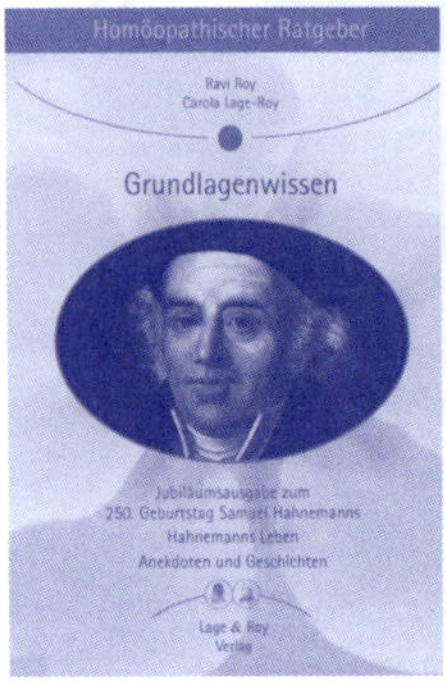

HR 12
Grundlagenwissen
Eine spannende und liebevoll verfasste Biografie Samuel Hahnemanns, dem Begründer der Homöopathie, vermittelt seine Philosophie und das Basiswissen. Mit praktischen Anweisungen zur Kunst der Fallaufnahme, Repertorisation, Mittelwahl, Weiterbehandlung.

144 Seiten, 5., erw. Auflage 2005
ISBN 978-3-929108-12-7

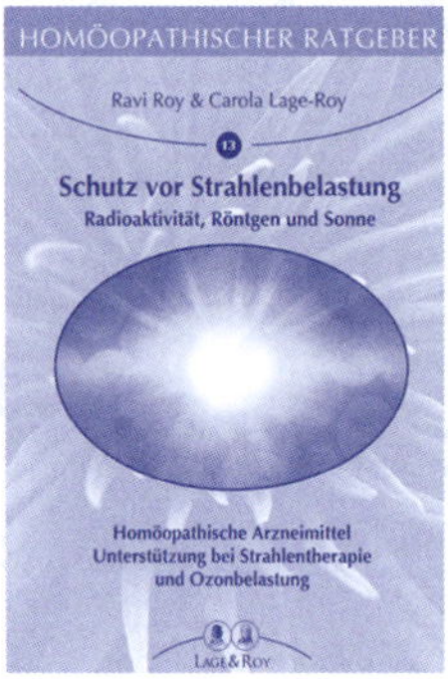

HR 13
Schutz vor Strahlenbelastung – Radioaktivität, Röntgen und Sonne
Radioaktivität ist und bleibt Thema. Wir müssen lernen, damit zu leben. Hier finden Sie Hinweise zum Schutz und zur Behandlung. Wertvolle Tips zu Ernährung und allgemeinen Verhaltensmaßnahmen. Mit Arzneimittelbildern der Radioaktivitätsmittel, Fallbeispielen und Chakrablüten Essenzen.

152 Seiten, 8., vollst. überarb. u. erweiterte Auflage 2016
ISBN 978-3-929108-13-2

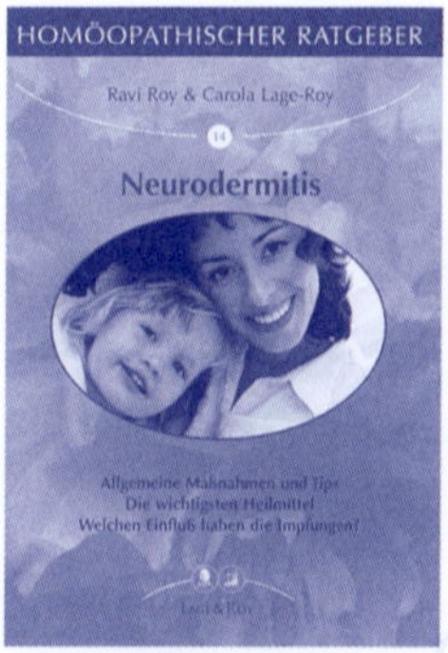

72 S., 7. Auflage 2008
ISBN 978-3-929108-14-9

HR 14
Neurodermitis

Die Homöopathie bietet Möglichkeiten, dieses als schwer heilbar geltende Leiden zu heilen. Hier finden Sie die wichtigsten 15 Mittel. Auf den Einfluß von Impfungen, besonders der Polioimpfung, wird anhand von Fallbeispielen eingegangen.

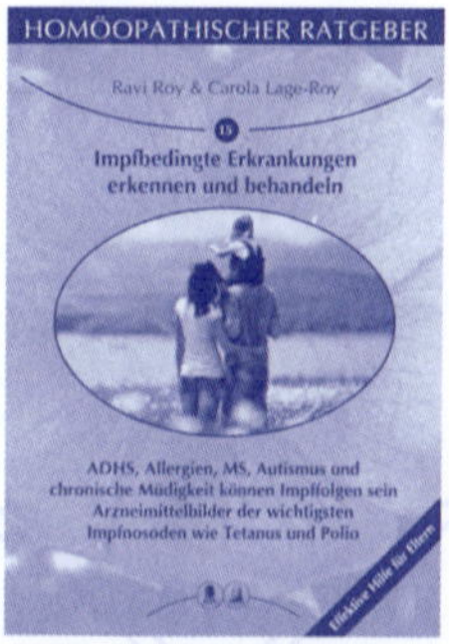

168 Seiten, 8., vollst. überarbeitete Auflage 2015
ISBN: 978-3-929108-54-5

HR 15
Impfbedingte Erkrankungen erkennen und behandeln

Impfungen können ein enormes Maß an chronischen Krankheiten nach sich ziehen. Die Anzahl der Impfungen, v. a. der Mehrfachimpfungen, hat rasant zugenommen und ebenso die Impffolgen. Oft können diese Folgen durch Einsatz der Impfstoffnosoden und anderer Mittel wieder in Ordnung gebracht werden.

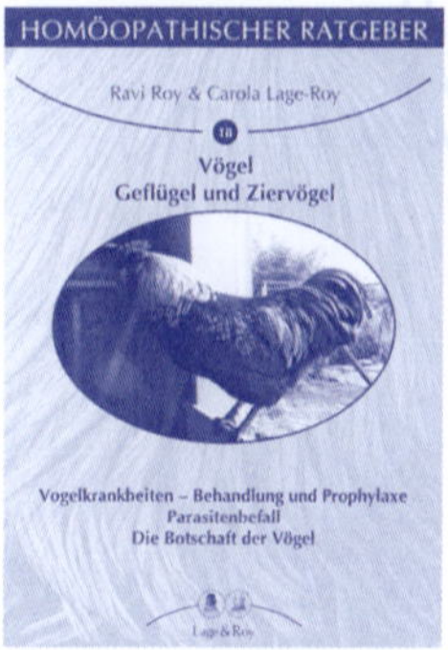

80 Seiten, 3. Auflage 2021
ISBN 078-3-929108-18-7

HR 18 – Vögel

Dieser Ratgeber hilft bei der homöopathischen Krankheitsprophylaxe, Aufzucht und Pflege von Hühnern, Truthähnen, Gänsen, Enten, Sing- und Ziervögeln. Hier sind die wichtigsten Krankheiten beschrieben und die homöopathischen Maßnahmen aufgezeigt.

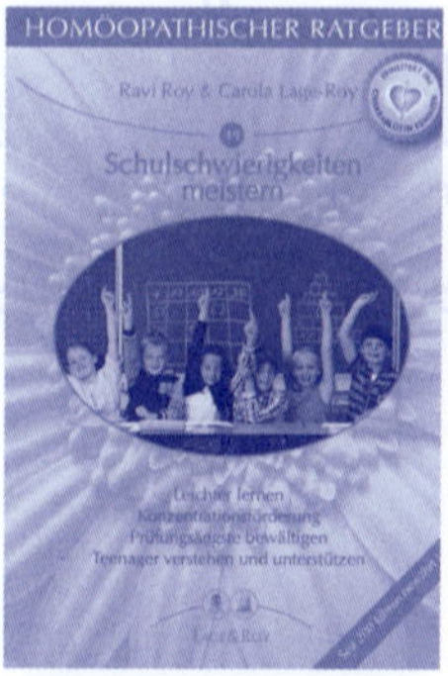

128 Seiten, 7., überarbeitete Auflage 2019
ISBN 978-3-929-108-19-4

HR 19
Schulschwierigkeiten

Burn-Out und Streß kommen bereits in der Schule vor. Dieser Ratgeber wendet sich an alle Lernenden, die ihr Gedächtnis verbessern möchten. Er zeigt auf, wie das Lernen mit Hilfe der Homöopathie wieder leichter wird. Enthält auch Mittel für überforderte Eltern und Pädagogen.

Mit Symptomenverzeichnis!

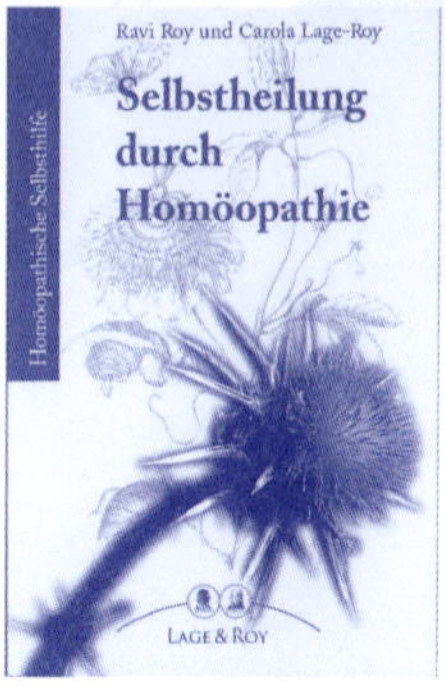

Wieder neu aufgelegt!
416 Seiten, 2. Auflage 2014
ISBN 978-3-929108-65-1

Selbstheilung durch Homöopathie

Ein vorzüglicher Ratgeber für alle Lebensbereiche. Der Klassiker für die ganze Familie! Die übersichtliche Darstellung der einzelnen Krankheitsbilder und ihrer Symptome erleichtert die Wahl des richtigen homöopathischen Mittels auch für Laien. Mit übersichtlicher Anordnung und praktischen Erste-Hilfe-Maßnahmen.

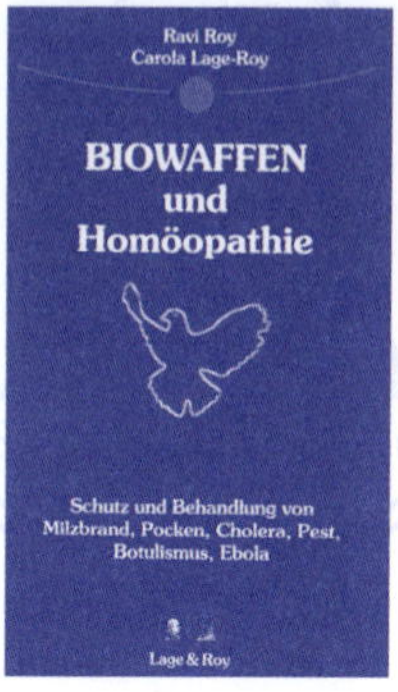

216 S., 1. Auflage 2001
ISBN 978-3-929108-21-7

Biowaffen und Homöopathie

Immer mehr zeigt sich in der Praxis, wie wichtig die Heilung der inneren Organe mit niedrigen Potenzen ist, besonders in der Krebstherapie. Anhand von Milzbrand, Ebola, Pocken, Nahrungsmittelvergiftung (Botulismus), Pest und Cholera werden die neuesten Erkenntnisse der homöopathischen Prophylaxeforschung vorgestellt.

Bücher aus dem Lage & Roy Verlag

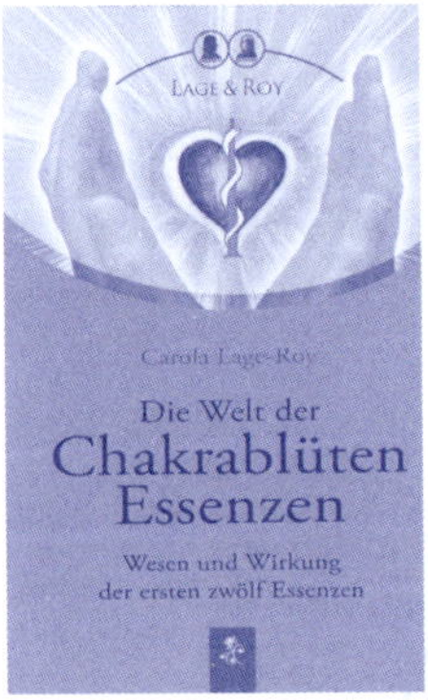

Carola Lage-Roy
Die Welt der Chakrablüten Essenzen

Das Grundlagenwerk mit ausführlicher Beschreibung der ersten zwölf Chakrablüten Essenzen. Zahlreiche Fallbeschreibungen dokumentieren die schnelle Wirkung. Mit Therapiehinweisen und Symptomenverzeichnis!

384 Seiten, gebunden, Lesebändchen, 2farbig,
4farbige Chakrakarte, Symptomenregister
4., überarbeitete Auflage 2020
ISBN 978-3-929108-30-9

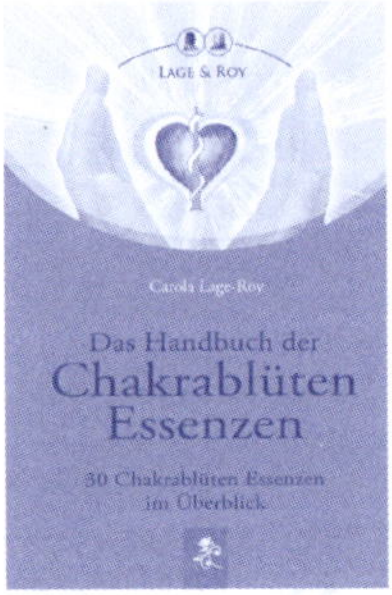

Carola Lage-Roy
Das Handbuch der Chakrablüten Essenzen

In diesem Handbuch werden die ersten 30 Essenzen zur schnellen Selbsthilfe kompakt dargestellt. Ein übersichtliches und umfangreiches Symtomregister erleichtert die Wahl der richtigen Essenz.

240 Seiten, gebunden, Lesebändchen, 2farbig,
Symptomenregister, Band I
6. Auflage 2017
ISBN 978-3-929108-33-0

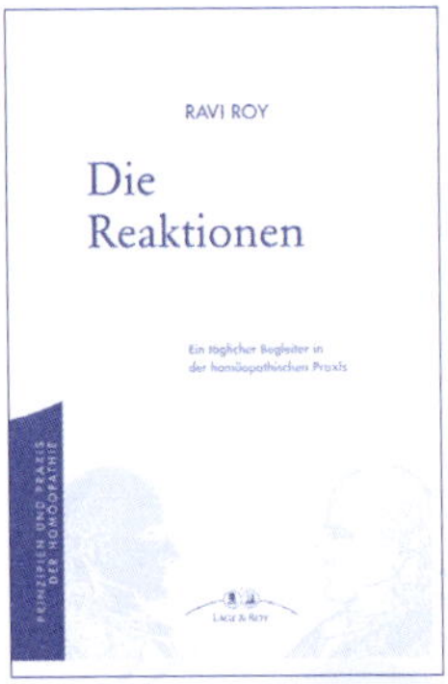

Ravi Roy
Prinzipien und Praxis der Homöopathie
Die Reaktionen und die LM-Potenzen

Ein täglicher Begleiter in der homöopathischen Praxis. In diesem Buch werden weitreichende Akzente bezüglich der homöopathischen Behandlung, der Beurteilung des Verlaufs und der dabei auftretenden Heilreaktionen gesetzt. Ein kompetenter und zuverlässiger Leitfaden, der in die Hand jedes Therapeuten und an der Homöopathie Interessierten gehört. Die LM- und C-Potenzen werden erstmalig anschaulich gegenübergestellt. Ein Schatz, der in der homöopathischen Literatur seines Gleichen sucht!

328 Seiten, 1. Auflage 2010
ISBN 978-3-921108-91-0

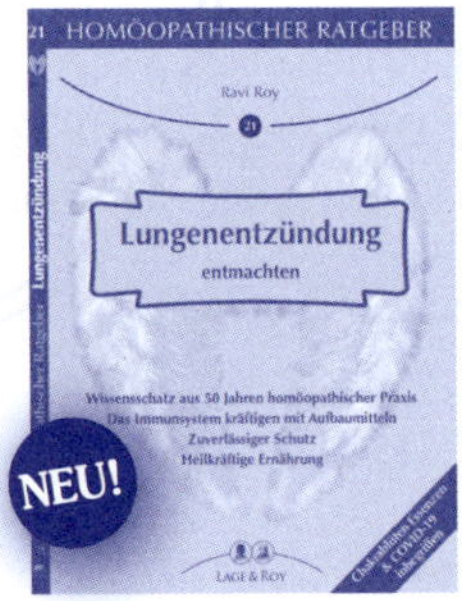

Ravi Roy
Lungenentzündung
entmachten

Für Therapeuten und Laien geeignet!

Die bildhafte Schilderung der Mittel ermöglicht das schnelle und sichere Auffinden des passenden Schutz-, Aufbau- oder Heilmittels. Die klare Aufteilung der Stadien und der dazugehörigen Mittel ermöglicht, den richtigen Zeitpunkt zu erkennen, wann ein Mittel in Frage kommt.

Weiteres aus dem Inhalt:

- Die homöopathische Sichtweise der viralen oder bakteriellen Lungenentzündung
- Seuchen und Viren homöopathisch betrachtet
- Schutz vor Lungenentzündung mit Aufbaumitteln und Nosoden
- Die erfolgreiche Fallaufnahme
- Ausführliche Behandlungsanleitung
- Verhinderung von Rückfällen
- Therapeutische Maßnahmen und heilsame Diät

1. Auflage Mai 2020, 96 Seiten, Softcover
ISBN 978-3-929108-68-2

Auf unserer Homepage **www.lage-roy.de** finden Sie weitere Informationen zu Homöopathie, Chakrablüten Essenzen, Seminaren, Vorträgen und einem gesunden Leben.